Abdoulahy Mahmoud Diallo

Études de l'échec thérapeutique des antiretroviraux

Abdoulahy Mahmoud Diallo

Études de l'échec thérapeutique des antiretroviraux

Déterminer la fréquence des différents types d'échec thérapeutique; Déterminer les différents facteurs associés à

Presses Académiques Francophones

Impressum / Mentions légales
Bibliografische Information der Deutschen Nationalbibliothek: Die Deutsche Nationalbibliothek verzeichnet diese Publikation in der Deutschen Nationalbibliografie; detaillierte bibliografische Daten sind im Internet über http://dnb.d-nb.de abrufbar.

Information bibliographique publiée par la Deutsche Nationalbibliothek: La Deutsche Nationalbibliothek inscrit cette publication à la Deutsche Nationalbibliografie; des données bibliographiques détaillées sont disponibles sur internet à l'adresse http://dnb.d-nb.de.

Coverbild / Photo de couverture: www.ingimage.com

Verlag / Editeur:
Presses Académiques Francophones
ist ein Imprint der / est une marque déposée de
OmniScriptum GmbH & Co. KG
Heinrich-Böcking-Str. 6-8, 66121 Saarbrücken, Deutschland / Allemagne
Email: info@presses-academiques.com

Herstellung: siehe letzte Seite /
Impression: voir la dernière page
ISBN: 978-3-8416-2624-0

DEDICACES

A Allah : le tout puissant, le miséricordieux toutes les louanges t'appartiennent.

Tu m'as assisté tout au long de ma vie, je te prie seigneur d'accepter ce modeste travail en témoignage de ma reconnaissance et de ma foi.

Et que ta bénédiction soit sur notre prophète (PSL), sur ces compagnons et sur tous ceux qui le suivent sur le droit chemin.

Par tes plus beaux noms, seigneur je te demande de mettre de la sincérité dans ce travail et que tu m'en fasses bénéficier dans ce monde et dans l'au-delà.

A la mémoire de ma mère Aissata Barry dite<< Poulal>>,

Chère mère, tu nous as été enlevé au moment où nous avions plus besoin de toi, tel était la volonté de Dieu, mais l'amour et l'instruction que j'ai reçue de toi m'ont inculqué les règles d'or de bonne conduite, le respect de l'humain et la sagesse. Tu m'as toujours conseillé par un seul mot «la patience ». C'est grâce à ce mot que j'ai pu accomplir cette tâche.

Saches que je t'ai aimé et je t'aimerai toujours et je ne t'oublierai jamais. Que ton âme repose en paix.

A la mémoire de ma grande sœur Aissata Diallo dite <<Aita>>,

Chère sœur, tu nous as été arraché aussi au moment où nous avions plus besoins de toi, tel était la volonté de Dieu, Mais sache que je ne t'oublierai jamais, et tu seras toujours ma référence.

A mon père Guita Saïd Diallo,

Cher père, aucun mot ne saurait traduire toute ma gratitude. Cette éducation rigoureuse que nous avons reçue n'était en fait que ta volonté de nous voir réussir. Voici le résultat de tes efforts consentis. Que Dieu te bénisse et te garde encore plus longtemps parmi nous.

A mes grands Frères Hamma et El hadji Diallo,

Ce travail est le vôtre. Qu'Allah vous bénisse et vous donne une longue vie afin que nous profitions de ce modeste travaille.

A ma Maman Madame Cisse Kadiatou Traore,

Chère maman, nos chemins se sont croisés au moment où j'avais plus besoin d'une mère, et tu as été une mère pour moi, et tu le resteras toujours, car Tu as toujours été une mère attentionnée, ton premier souci a été ma réussite et tu as consenti tous les sacrifices nécessaires. Cette thèse est le fruit de tes efforts et c'est l'occasion pour moi de te rappeler mon affection et toute ma reconnaissance.

A mon cousin Mamadou Lobbo Diagayéte,

Vous avez su me protéger contre les dangers de la vie et contribué ainsi à mon succès dans les études ; que cette thèse soit le perchoir de la solidarité et de l'entente dans la famille.

A mon tonton Mamadou Barry,

Vous avez su me protéger contre les dangers de la vie et contribué ainsi à mon succès dans les études ; que cette thèse soit le perchoir de la solidarité et de l'entente dans la famille.

A mon tonton Dème,

Vous avez su me protéger contre les dangers de la vie et contribué ainsi à mon succès dans les études ; que cette thèse soit le perchoir de la solidarité et de l'entente dans la famille.

A mon ami Amadou Cheick Tidiane Cisse

Tu es plus qu'un ami mon pote, tu es un frère pour moi. Tu m'as soutenu tout le long de mon cycle universitaire et de ma thèse. Je t'en suis très reconnaissant. Que Dieu consolide notre amitié.

A ma cousine Wouri Diall et son Epoux,

Le chemin a été long et difficile mais tu n'as jamais voulu m'abandonner. C'est le moment de te rappeler mon affection et toute ma reconnaissance. Je n'oublierai jamais les soins que tu m'as apportés.

Qu'ALLAH le tout puissant t'accorde la tranquillité et la réussite dans tous ce que tu entreprendras.

A mes oncles, tantes, cousins, cousines, de la famille à Kankélena,

Je ne citerai pas de nom sinon je risquerais de vexer même si c'est une personne, pour cela retrouvez toutes et tous mon affection et ma profonde reconnaissance pour votre soutien moral et financier. Que dieu unifie notre lien de parenté.

A mes oncles, tantes, cousins, cousines, nièces, neveux de nos familles à Bamako,

Les mots me manquent pour exprimer ce que je ressens. Recevez ici ma profonde reconnaissance. Qu'Allah le tout puissant vous accorde une longue vie afin de bénéficier de ce modeste travail.

Remerciements :

A la famille Cisse (tonton Sangaré, fily, Mamy, Assetou, grande mère Kadiatou et hamidou)

Je me suis senti chez moi grâce à votre hospitalité et votre affection,

Vous m'aviez accueilli comme un de vous. Je vous remercie infiniment

Que dieu vous bénisse.

A la famille Sangaré (Abdoulaye Sangaré (blo), Sa femme Djouldé Diallo, Ses deux enfants (Iba et Ali), Sa mère Djena et Son frère Amadou)

Vous m'aviez accueilli chaleureusement dans votre famille. Ma thèse fut une de vos préoccupations majeures. Recevez tout mon respect et ma reconnaissance.

A mes amis de la première promotion du Numerus,

Chers camarades, on a été victime de se mal en plein année scolaire, et cela nous a pas empêché de persévérer et Dieu merci nous récoltons aujourd'hui ce fruit, recevez par là mes respects les plus distingués.

A la grande famille RASERE,

Vous m'aviez accueilli comme un frère, sachez que, je ne vous oublierai jamais, et recevez ma profonde gratitude.

Mention spéciale au grin de la cabine BBC,

Drame dit Ba, Dr woul, Serge, (moriba), Lassi, Dri Ticket, Dr Madjou, Dr Abou, Kaki, Fof, Djéfre, Picène, Dr balla.
Recevez mes reconnaissances les plus sincères.

A mes tantes Mme Coulibaly Tata Dicko, Mme Bah Coumba Barry,

Tantes, je ne saurai comment vous remercier pour tout ce que vous avez fait pour moi dans la vie. Une de vos qualités qui m'a beaucoup impressionné c'est votre sagesse. Que Dieu le tout puissant vous protège et vous accorde une longue vie couronnée de santé et de bonheur.

A tous ceux qui ont, de près ou de loin, bien voulu guider ce travail,

Merci pour vos aides financières et matérielles.

A tous mes enseignants qui m'ont enseigné du primaire au supérieur en passant par le secondaire

Retrouvez ici tout mon respect et toute ma reconnaissance.

A mes aînés,

Dr Hama Diallo, Dr Ichiaka M Koné, Dr Datouma Koita, Dr Abdoullah Youba, Dr jean Paul Dembélé, Dr Wass, Dr Tige, Dr Jacob, pour la bonne collaboration.

A mes amis d'enfance,

Copol Moussa Diallo(Red), Hammadou Bah(Sénateur), Boubacar Coulibaly(Michelin), Ibrahim Dembélé(Moine), Dr cheick Diabaté

(Sidibé), vous me faites oublier mes soucis tellement que vous êtes sympathiques. Retrouvez mon admiration et ma reconnaissance.

A mes amis de la FMPOS,

Dr Modibo Doumbia (Députe Gassama), Dr Charles Dara, Moussa Sanogo(Doyen), Ibrahim Diall, Soldat, Bina, Néné Konipo, Fatoumata Sidibé(Asso), Sanata, Djouma Kanssaye, Nina, Salif Camara, Kakoye, Djénèba, Sagara le Boutiquier et Dri, Hama cabine, Dr Moulaye B Haidara (Bellakè), Awa et Adam Diakité, Fadoul, Fatoumata MB Cisse, Sophie, Pipo, Fouss, Tous LG , Yatt, Dolo, Dr Amadou Koné, Boubou Sangaré, Dr master, les MD, Baini. Retrouvez mon admiration et ma reconnaissance.

Au personnel du CESAC de Mopti et proche,

Dr Soumaila Diawara, Dr Sory Traore, Mme Sy Hadiaratou Tangara, Boubacar Traore, Halima Dembélé, Seydou A Toure, Adama Fofana, Bassekou Doumbia, Mohamed Yattara(Wara), Ahmadou Toure(Attekorobo), Dr Yacouba Diarra, et à l'association DIAM NATI, Vous m'avez accueilli chaleureusement dans votre Service. Ma thèse fut une de votre préoccupation majeure.

Une de vos qualités qui m'a beaucoup impressionné c'est votre unité. Que Dieu le tout puissant vous protège et vous accorde une longue vie couronnée de santé et de bonheur.

Recevez tout mon respect et toute ma reconnaissance pour le soutien sans faille que vous m'avez accordé.

A tous les malades suivis au CESAC Mopti,

Je n'oublierai jamais le temps qu'on a passé ensemble. Je prie le tout puissant Allah pour qu'il nous accorde une longue vie et une santé de fer afin de bien poursuivre vos activités quotidiennes.

L'association des étudiants ressortissants de Mopti et sympathisant : AERMOS

A ma patrie le Mali

Merci à tous qui de près ou de loin ont contribué à la réalisation de ce travail.

Hommages aux membres du jury

A notre maître et président du jury,
Pr Sahare Fongoro,
Maitre de conférences en néphrologie
Praticien hospitalier au CHU Point G
Chevalier de l'ordre du mérite de la sante

Cher maître
Séduits par la clarté de votre enseignement irréprochable, vous nous avez transmis l'amour du travail bien fait. C'est avec une extrême rigueur que vous avez participé à l'amélioration de la qualité de ce travail. En plus de vos mérites scientifiques unanimement reconnus, nous gardons de vous l'image d'un homme de caractère à la fibre paternelle prononcée et dévoué à ses étudiants .Nous sommes très honorés par la spontanéité avec la quelle vous avez accepté de présider ce jury malgré vos multiples sollicitations.
Qu'il nous soit permis de vous exprimer notre profonde gratitude et notre profond respect.

A notre maître et juge
Docteur Aboubacar Alassane Oumar,
Pharmacien biologiste
Pharmacologue clinique
Assistant de recherche à la FMPOS

Cher maitre,
C'est un honneur pour nous de vous avoir comme juge de cette thèse. Votre amabilité, votre disponibilité, votre générosité et votre rigueur qui nous ont impressionnés.
Trouvez ici cher maître l'expression de notre profonde gratitude.

A notre maître et co-directeur de thèse
Docteur Bassirou Diallo,
Ex coordinateur du CESAC de Mopti
Responsable de l'unité suivi et évaluation à l'ARCAD /SIDA

Cher maitre,
Nous avons été séduis par vos éminentes qualités humaines et sociales. Votre disponibilité, votre rigueur scientifique ont permis d'améliorer la qualité de ce travail.
Trouvez ici l'expression de notre respect et de toute notre reconnaissance.

A notre maître et directeur de thèse
Pr Sounkalo Dao

Maître de conférences en maladies infectieuses et tropicales
Membre de la société française des maladies infectieuses et tropicales
Investigateur clinique au centre de recherche et de formation sur le VIH/TB (SEREFO)
Président de la Société Malienne des Pathologies Infectieuses et Tropicales (SOMAPIT)

Cher maître,
L'accueille que vous nous aviez réservé dès le premier contact restera encré dans notre mémoire. Votre générosité, votre humanisme et votre rigueur pour le travail bien fait nous ont fascinés.
Nous prions pour que le tout puissant Allah vous donne une santé de fer et qu'il vous garde aussi longtemps que possible à nos côtés afin de toujours bénéficier de vos conseils.
Trouvez ici cher maître l'expression de notre admiration et de notre reconnaissance.

ABREVIATIONS

AMM : Autorisation de Mise sur le Marché

ARV: Antirétroviraux

ASC : Aire Sous la Courbe

AZT : Zidovudine

CCR5 : Récepteurs de β Chemokines

CESAC: Centre d'Ecoute de Soins d'Animation et de Conseils

CPK: Créatine Phosphokynase

CXCR4 : Récepteurs de α Chemokines

DDC : Zalcitabine

DDI: Didanosine

D4T: Stavudine

EFZ: Efavirenz

GP: Glycoprotéine

GR : Globule rouge

HTLV: *Human T- Cell Leukemia Virus*

IDV: Indinavir

INNTI: Inhibiteur Non Nucléosidiques de la Transcriptase Inverse

INTI : Inhibiteur Nucléosidiques de la Transcriptase Inverse

3TC: Lamivudine

LCR: Liquide Céphalo Rachidien

Nef: negative factor

NFS: Numération Formule Sanguine

NVP : Névirapine

OH : Hydroxyde

ONU/SIDA : Organisation des nations unies pour la lutte contre le Sida

PH : Potentiel d'Hydrogène

PPM : Pharmacie Populaire du Mali

Rev: Regulator Virus

Tat: Transactivor

TCD4 : Cellule de Différentiation T4

UL= micro litre

USA: United States of America

VHB: Virus de l'Hépatite B

VHC: Virus de l'Hépatite C

***Vif*:** Virus Infectivity Factor

± : plus ou moins

°c : degré Celsius

INTRODUCTION 1
OBJECTIF GENERAL..3
OBJECTIFS SPECIFIQUES 3

II- GENERALITES 4

A- RAPPELS
1- Historique et Définition du VIH 4
2- Structure du VIH 5
3- Organisation génétique 6
4- Stabilité physico-chimique 7
5- Cycle de réplication du VIH 8
6- Diagnostic biologique et examens de laboratoire 9
7- Transmission du VIH 10
8- Epidémiologie 10
B - LES ANTIRETROVIRAUX
1- Définition des antirétroviraux 11
2- Classification..11
2-a Inhibiteur nucléosidiques de la TI
2-b Inhibiteur non nucléosidiques de la TI
2-c Inhibiteur de la protéase
2-d Inhibiteur de fusion
2-e Inhibiteur de l'integrase
C - TRAITEMENT ANTIRETROVIRAL

1. Intérêt 28
2. Conditions d'instauration du traitement...................................28
3. Stratégies d'utilisation des ARV 30
3-1. Les différents schémas thérapeutiques
3-2. Les Associations recommandées
3-3 Les Association non recommandées

III- METHODOLOGIE

Définitions opérationnelles de l'échec thérapeutique 40

IV- RESULTATS 42

V- COMMENTAIRES ET DISCUSSIONS 54

VI- CONCLUSION- RECOMMANDATIONS 59
VII- BIBLIOGRAPHIE 62
ANNEXE
RESUME

I- INTRODUCTION :

L'infection par le VIH entraîne un déficit immunitaire et des manifestations cliniques variables, notamment des infections récidivantes (opportunistes) des néoplasies lymphoproliferatives et des troubles neurologiques.

Depuis le premier cas diagnostiqué en 1981 ; 20 millions de personnes en sont mortes. **[1]**

On estime à 32,2 millions le nombre de personnes vivant avec ce virus dans le monde dont 1,9 million de personnes ont été nouvellement infectées par le VIH en Afrique subsaharienne en 2007, ce qui porte à 22 millions le nombre de personnes vivant avec le VIH selon le rapport ONU/SIDA de décembre 2008 **[2]**.

La prévalence au Mali est de 1,3% en 2006 ; dont 1,4% dans la région de Mopti selon le résultat de la 4ème enquête démographique et de santé au Mali **[36]**.

L'espoir était né à partir de 1996 par la production d'autres molécules antirétrovirales (ARV) **[4, 5,6]**; l'efficacité de celles-ci en association (trithérapie) a été prouvée dans la lutte contre le SIDA car elles entraînent une diminution de la charge virale et favorise la restauration de l'immunité **[6, 7,8]**.

Mais en contrepartie a émergé d'autres problèmes notamment l'échec thérapeutique.

La prévalence de l'échec thérapeutique est très dépendante du type de patient traité **[3]**.

L'échec thérapeutique regroupe des situations très diverses, qu'il s'agisse d'un échec virologique, d'un échec immunologique, ou d'un échec clinique **[9]**.

Pour en savoir plus sur les différents critères que peuvent engendrer un échec thérapeutique (ARV), nous avons décidé d'initier cette étude au CESAC de Mopti.

OBJECTIFS:

1-OBJECTIF GENERAL :

- Etudier l'échec thérapeutique des antirétroviraux chez les patients suivis au Centre d'Ecoute, de Soins, d'Animation et de Conseil de Mopti.

2-OBJECTIFS SPECIFIQUES :

- Déterminer la fréquence des différents types d'échec thérapeutique;
- Déterminer les différents facteurs associés à l'échec ;

II-GENERALITES :

A-RAPPELS :

1-Historique et définition du VIH :

Les observatoires épidémiologiques américains (**Centers for Disease Control centralisés à Atlanta)** constatèrent en juin 1981 une augmentation inexpliquée de la fréquence des cas de pneumocystoses pulmonaires et de sarcomes de Kaposi : il s'agissait des premières manifestations cliniques de l'épidémie du SIDA Le VIH1 a été identifié en mai 1983 à l'Institut Pasteur (BARRE SINOUSSI F et al **[15]**. Il est important de souligner que c'est la première fois dans l'histoire de la médecine que l'agent causal principal d'une maladie aura été découvert aussi rapidement.

Le VIH 2, découvert peu après en Afrique, ne diffère, surtout, du VIH 1 que par ses protéines d'enveloppe ; il est aussi responsable du SIDA chez l'homme **[12].**

Il s'agit d'un virus à acide ribonucléique (ARN).

Il appartient à la famille des rétrovirus appelés ainsi en raison de la présence de la transcriptase inverse, qui a la propriété de 'retrotranscrire' le matériel génétique sous forme d'ARN en ADN complémentaire (ADNc) dit pro-viral.

Parmi les rétrovirus, on distingue deux genres:

-Les oncovirus (HTLV1, HTLV2) dont la propriété est d'immortaliser leurs cellules cibles, les lymphocytes T.

-Les lentivirus (VIH1, VIH2) dont la propriété est de détruire certains lymphocytes T **[13].**

2- **Structure** :

Le VIH est un rétrovirus du genre des lentivirus qui se caractérisent par une longue période d'incubation et par voie de conséquence une évolution lente de la maladie (d'où la racine du nom venant du latin *lenti*, signifiant lent).

Il est d'un aspect globalement sphérique pour un diamètre d'environ 120 nanomètres. Comme de nombreux virus infectant les animaux, il dispose d'une enveloppe composée des restes de la membrane de la cellule infectée. Cette enveloppe est recouverte de deux types de glycoprotéines : le premier est la protéine gp41 recouverte de la gp120. C'est précisément cette dernière qui est le récepteur des marqueurs CD4 présents à la surface des cellules CD4+ du système immunitaire. C'est pour cette raison que le VIH n'infecte pratiquement que ces cellules.

A l'intérieur de l'enveloppe se trouve une matrice protéique composée de protéines p17 et encore à l'intérieur de la capside composée de protéines p24. C'est ce dernier type de protéines, avec gp41 et gp120, qui sont utilisés dans les tests VIH western blot **[12]**. La nucléocapside est composée de protéines p6 et p7.
Le génome du VIH, contenu dans la capside, est constitué d'un simple brin d'ARN en double exemplaire accompagné d'enzymes permettant de transcrire l'ARN virale en ADN. La plus importante est la transcriptase_inverse p64. Les deux autres enzymes sont la protéase p10 et l'intégrase p32.

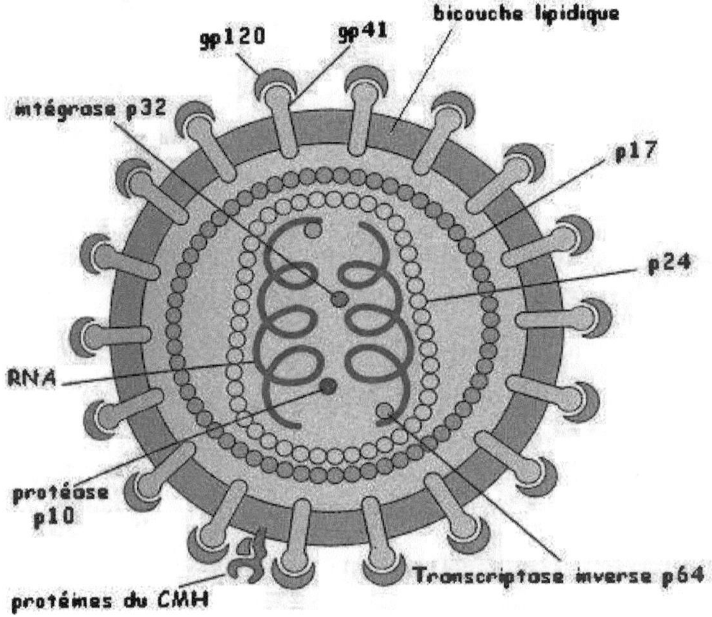

Figure 1 : Schéma organisationnel du VIH : [12]

3-Organisation génétique : [12]

L'étude de la structure génétique du VIH permet de comprendre la complexité de ce virus, certaines de ses manifestations cliniques et biologiques, et d'envisager des stratégies pour la recherche thérapeutique.

Le VIH possède 3 gènes principaux rétroviraux codant pour différentes protéines virales :

- ✓ **Gène gag** (groupe antigène) code pour des protéines internes ("core") : p50 et p40 qui se cliveront en p13, p18 et p 24.

- ✓ **Gène pol.** (polymérase) code pour des enzymes nécessaires à sa réplication : notamment p68 (reverse transcriptase) et p34 (intégrase).
- ✓ **Gène env.** (enveloppe) code pour des glycoprotéines (gp 110 et gp 41 issues de gp 160). La gp 110 est une partie de l'enveloppe responsable de l'interaction avec la membrane de la cellule cible au niveau du récepteur CD4, permettant la pénétration du virus. Une autre propriété de l'enveloppe (gp 41) est de pouvoir induire la fusion cellulaire (syncytium) qui est un des éléments cytopathogènes du VIH.

Contrairement aux autres rétrovirus, le VIH possède d'autres gènes intervenant dans sa réplication ; cette complexité qui lui est caractéristique explique probablement son haut pouvoir pathogène. Il y a des gènes régulateurs : **tat** (favorise l'augmentation du niveau de la synthèse des protéines virales), **rev** (favorise l'augmentation des ARN messagers correspondant aux protéines de gag, pol. et env.). Il y a aussi d'autres gènes, comme **vif**, qui permet d'augmenter l'infectiosité, **nef** (rôle mal connu), **vpu**, **vpr** (vpx pour VIH2).

Au total le VIH possède neuf gènes, dont les trois principaux sont *gag*, *pol* et *env*, les six autres *tat*, *rev*, *nef*, *vif*, *vpr* et *vpu* (ou *vpx* pour le VIH-2) codent des protéines régulatrices.

4-<u>Stabilité physico-chimique</u> [13] :

Les VIH sont des virus fragiles, inactivés rapidement par les agents physico-chimiques tels que : l'eau de javel (solution 10%), l'alcool (70%), l'exposition à des pH > 10 ou < 6, le chauffage à 56°C pendant 30 minutes.

A haute concentration ils pourraient survivre 15 jours à 20°C et presque 11jours à 37°C.

5- Cycle de réplication du VIH [12] :

La réplication du virus se déroule en plusieurs étapes :

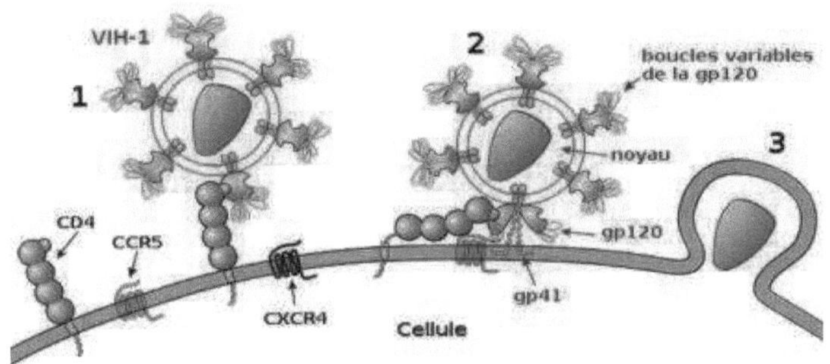

Figure 3 :

Etape 1 : La fixation ou attachement à une cellule Cette étape repose sur une reconnaissance entre les protéines de la surface virale gp120 et les récepteurs CD4 de la cellule cible. Après l'union avec un récepteur CD4, gp120 change de conformation et est attiré par un co-récepteur devant également être présent à côté de la molécule CD4.

Etape 2 : La fusion, la pénétration et la décapsidation C'est la seconde étape de l'infection intervenant juste après l'union de gp120 avec le co-récepteur. Cette union libère la protéine gp41 qui se fixe sur la membrane cytoplasmique. Par repli sur elle même, gp41 attire l'enveloppe virale vers la membrane cytoplasmique et la fusion des membranes a lieu et fait pénétrer la capside du VIH dans le cytoplasme de la cellule. Une fois à l'intérieur de la cellule, la capside du VIH se désagrège libérant les deux brins d'ARN identiques et les enzymes qu'elle contenait.

Ainsi, la protéine gp120 est responsable de l'attachement et gp41 de la fusion puis pénétration au sein de la cellule.

Etape 3 : comporte plusieurs phases

❖ La transcription inverse

Cette étape est spécifique aux rétrovirus. Ces derniers ayant pour génome de l'ARN et non de l'ADN, une opération de transcription, "convertissant" l'ARN virale en ADN virale est nécessaire. Car seul de l'ADN peut être intégrer dans le génome de la cellule cible. Cette transcription est réalisée par l'enzyme de transcriptase inverse (TI ou RT en anglais pour *reverse transcriptase*). La TI parcourt l'ARN viral et le transcrit en ADN. Une particularité de la transcriptase inverse est de ne pas être fidèle dans sa transcription car faisant souvent des erreurs. C'est la raison pour laquelle le VIH a une très grande variabilité_génétique. Les deux brins d'ARN identiques sont transcrits en ADN par la TI, qui forment par la suite un ADN bicaténaire aussi appelé ADN en double-brin.

❖ L'intégration

L'ADN bicaténaire pénètre dans le noyau cellulaire et s'intègre dans le génome de la cellule cible sous l'effet de l'enzyme intégrase.

Etape 4 : La formation d'un ARN messager

Les deux brins d'ADN de la cellule « s'écartent » localement sous l'effet de l'ARN polymérase. Des bases azotées libres du noyau viennent prendre la complémentarité de la séquence et se polymérisent en une chaîne monobrin : l'ARNm (messager).

❖ L'épissage

L'ARNm ainsi obtenu est hétérogène. En effet, il est constitué d'une succession d'introns (parties non codantes) et d'exons (parties codantes). Cet ARNm doit subir une maturation pour pouvoir être lu par les ribosomes. Se passe alors une excision des introns, pour ne laisser que les exons.

❖ La traduction de l'ARN

Une fois sorti du noyau par l'un des pores nucléaires, l'ARNm est lu par les ribosomes du RER (réticulum endoplasmique rugueux). L'ARNm vient en fait se glisser entre les deux sous unités du ribosome. Pour chaque codon (groupe de trois nucléotides) de l'ARNm, le ribosome attribuera un acide aminé. Ceux-ci se polymériseront au fur et à mesure de la lecture. Un codon initiateur AUG (Adénine-Uracile-Guanine) fera débuter la synthèse tandis qu'un codon stop (UAA ; UGA ; UAG) en marquera la fin.

Etape 5 : Maturation

Elle a lieu dans l'appareil de Golgi : Les polypeptides ainsi formés ne sont pas encore opérationnels. Ils doivent subir une maturation dans l'appareil de Golgi.

Etape 6 : L'assemblage

Correspond à l'assemblage des poly protéines virales et de l'encapsidation de l'ARN virale.

Les protéines de structure du virus (matrice, capside et nucléocapside) sont produites sous forme de polyprotéines. Lorsqu'elles sortent du Golgi, les différentes protéines sont liées entre elles. Les protéines sont transportées à la membrane où elles rejoignent les glycoprotéines virales membranaires. Des ARN viraux rejoignent protéines virales. Les protéines de structure s'assemblent pour former la capside et la matrice, englobant cet ensemble.

- Le bourgeonnement

La capside sort de la cellule infectée en arrachant une partie de la membrane cellulaire (à laquelle ont été préalablement fixées les protéines virales de surface gp120 et gp41).

- La maturation des virus

Une protéase virale doit cliver les liens qui unissent les différentes protéines de structure (matrice, capside et nucléocapside) pour que les virions soient infectieux. Suite aux clivages, les virions sont prêts à infecter de nouvelles cellules.

6-Diagnostic biologique et examens de laboratoire [10] :

Dépistage

- **Les tests de dépistage :**

Les tests rapides utilisés : Immuno CombII, Génie II, Détermine

7-Transmission du VIH :

Le VIH est présent dans de nombreux fluides organiques. On en a retrouvé dans **la salive**, **les larmes** et **l'urine**, mais en des **concentrations insuffisantes pour que des cas de**

transmissions soient enregistrés. La transmission par ces fluides est ainsi considérée comme négligeable. Par contre, des quantités assez importantes de VIH pour une infection ont été détectées dans le sang, le lait maternel, la cyprine, le sperme, ainsi que le liquide précédant l'éjaculation.

Par voie de conséquence, les trois modes de contaminations sont :

- les rapports sexuels non protégés, qu'ils soient hétérosexuels ou homosexuels représentent la part la plus importante de contamination de 90%
- le contact avec du matériel contaminé est de 4% et concerne :
  - les toxicomanes par injections
  - les transfusés
  - le personnel de santé
- la transmission mère-enfant durant la grossesse, pendant l'accouchement et lors de l'allaitement. C'est durant l'accouchement que les risques d'infections sont les plus élevés (65%) **[12]**.

8- Epidémiologie du VIH :

Dans le monde, chaque année, il y a environ 2,5 millions de nouvelles infections. En 2008 il y avait 33,2 millions de personnes vivant avec le virus de l'immunodéficience humaine, la majorité étant en Afrique sub-saharienne et 2,1 millions de morts du sida **[2]**.

Au niveau national la prévalence est de **1,3 au Mali** et à **Mopti** c'est **1,4** selon l'EDS IV **[37]**.

B-LES ANTIRETROVIRAUX. (ARV)

1-Définition des ARV :

Les antirétroviraux constituent un groupe de médicaments antiviraux actifs sur les virus du syndrome de l'immunodéficience acquise (VIH1 et VIH2). Il s'agit de médicaments essentiellement virostatiques qui agissent par inhibition enzymatique **[16]**.

2-CLASSIFICATION DES ANTIRETROVIRAUX :

- **Les inhibiteurs de la reverse transcriptase inverse**
  - Les analogues nucléosidiques et nucléotidiques inhibiteurs de la transcriptase inverse (TI)
  - Les inhibiteurs non nucléosidiques de la transcriptase inverse
- **Les inhibiteurs de la protéase**.
- **Les inhibiteurs de fusion et d'entrée**
- **Les inhibiteurs d'intégrase**

2-a-INHIBITEURS NUCLEOSIDIQUES DE LA TI :

Ces inhibiteurs nucléosidiques de la TI (INTI ou NRTI pour nucléoside reverse transcriptase inhibitor) sont des pros médicaments qui doivent être triphosphorylés dans la cellule pour être actifs. Ils entrent alors en compétition avec les nucléosides naturels et sont incorporés dans le premier brin d'ADN pro-viral lors de la synthèse par la TI. Ils n'ont pas de groupement OH en 3', de sorte que leur incorporation empêche la TI d'ajouter un nouveau nucléotide à l'ADN pro viral en formation, entraînant l'arrêt prématuré de l'élongation de l'ADN pro-viral.

Les analogues nucléosidiques sont, à des degrés divers, des inhibiteurs de l'ADN polymérase mitochondriale. D'où une toxicité mitochondriale mise en évidence dès les phases pré clinique de leur développement. Cette toxicité a une expression clinique et biologique au niveau de plusieurs organes, se traduisant par des myopathies, des lipoatrophies, des neuropathies périphériques, des pancréatites, voire des défaillances polyviscérales par acidose lactique, parfois fatales. De rares cas de mitochondripathies sévères ont été observés chez les enfants exposés aux ARV pendant la grossesse **[17]**.

➢ **Les différentes molécules :**

- Zidovudine
- Didanosine
- Lamivudine
- Stavudine
- Abacavir
- (Zidovudine300mg+Lamivudine 150mg) en une molécule fixe.
- (Zidovudine300mg+Lamivudine 150mg+Abacavir300)
- Ténofovir
- (ténofovir300mg+emtricitabine200mg)
- Zalcitabine
- Emtricitabine

Les huit premières molécules sont utilisées au Mali.

Zidovudine

DCI : Zidovudine (AZT)

Classe : Inhibiteur nucléosidique de la reverse transcriptase (analogue de la thymidine).

Présentation: Gélules à 100 mg, 250 mg, comprimés à 300 mg en boîte de 60, solution buvable à 100 mg/10ml, flacon pour perfusion à 200mg /20ml

Posologie recommandée :

Chez l'adulte : 600 mg/jour en 2 prises, soit 1 comprimé à 300 mg matin et soir avec un écart de 12heures entre les prises

Chez l'enfant >3mois

180 mg/$m^2$4 fois par jour.

Chez la femme enceinte (après 14 semaines de grossesse)

- 600 mg/j Pendant le travail et accouchement.
- 2mg /kg en bolus puis, 1mg /kg/heure jusqu'au clampage du cordon ombilical.

Administration :

L'administration peut se faire au cours ou en dehors des repas par voie orale.

Pharmacocinétique :

L'absorption digestive de l'AZT est bonne (60 à 70%).

L'AZT a une faible fixation aux protéines plasmatiques (34 à 38%).

Sa demie vie intracellulaire est de 3heures.

Son métabolisme est principalement hépatique conduisant à la synthèse de la forme glycuroconjuguée.

L'élimination est essentiellement rénale (90% de la dose ingérée).

La biodisponibilité orale moyenne est d'environ 65%(varie de 52 à 75%).

La demi-vie sérique est de trois heures.

Principaux effets secondaires :

- Anémie, neutropénie, leucopénie.
- Myalgies ; céphalées ; nausées.
- Acidose lactique, avec hépatomégalie, Stéatose.
- Cytopathie mitochondriale chez le nouveau-né dont la mère a reçu l'association Zidovudine+Lamivudine.
- Cardiomyopathie.

Précautions d'emploi :

Antécédent d'anémie ou de neutropénie (nécessite d'adopter la posologie et de renforcer la surveillance) ; insuffisance rénale sévère (augmentation de l'ASC de 100% nécessitant d'adapter la posologie) ; insuffisance hépatique (nécessité de contrôler les concentrations plasmatiques ou de renforcer la surveillance) ; allaitement (déconseillé).

Contre indications :

-Troubles hématologiques sévères (taux d'hémoglobine < 7,5g/dl, taux de neutrophiles inférieures à 750/mm^3).

-Hypersensibilité.

Interactions médicamenteuses :

L'emploi de la Zidovudine en association avec le ganciclovir accroît le risque de toxicité hématologique, il en est de même avec l'interféron Alpha, la dapsone, la flucytosine.

Le probénécide peut accroître les concentrations de Zidovudine en réduisant son excrétion rénale.

Didanosine

DCI : Didanosine (DDI)

Classe : Inhibiteur de la transcriptase inverse (analogue de l'adénosine)

Présentation : Gélules gastro résistantes à 125, 200, 250,400mg en boîte de 30.

Comprimés de 50, 100, 150, 200,250mg en boîte de 60

Poudre pour suspension buvable à 2 et 4g =>flacon /200 ou 400mg

Posologie recommandée :

Toutes les formes doivent être prises à jeun :

En 2 prises/jour (à 12H d'intervalle) ou en 1 prise/jour (modification d'AMM 1999)

Selon le poids et la clairance de la créatinine :

	≥ 60 Kg	< 60 Kg
>50 ml/min	400mg/j	250mg/j
26-49ml/min	200mg/j	125mg/j
< 25ml/min	100mg/j	50mg/j
Hémodialyse	100mg/j	50mg/j

Administration :

Elle doit être absorbée à jeun une heure avant le repas ou deux heures après le repas.

Pharmacocinétique :

La biodisponibilité est variable, de l'ordre de 40%.

La demi-vie plasmatique est courte (½ heure), mais la demi-vie intracellulaire du métabolite actif est prolongée (8 à 40 heures).

De ce fait le didanosine peut être prescrit en une prise quotidienne.

Le rapport LCR/Plasma est de 0,2 très inférieur à celui de l'AZT. L'excrétion est rénale.

Principaux effets indésirables :

-Pancréatite (clinique ou seulement biologique).

-Neuropathie périphérique.

-Altération de la fonction hépatique.

-Acidose lactique avec hépatomégalie, stéatose.

Précaution d'emploi :

Antécédents de pancréatite, insuffisance rénale, insuffisance hépatique, phénylcétonurie, allaitement, grossesse, hypertriglycéridemie.

Interactions médicamenteuses :

L'association avec la rifampicine entraîne un risque cardiaque grave. Le ganciclovir potentialise le risque anémie.

La Stavudine+Didanosine déconseillé car cette association accentue les effets secondaires (telles que les neuropathies périphériques).

Contre indications :

- hypersensibilité
- pancréatite

Recommandation :

Croqués ou dissous si forme comprimés (dans plus de 30ml d'eau ou de jus de pomme) et à jeun, une heure avant un repas ou plus de deux heures après un repas,

Ne pas mélanger à d'autres jus de fruits, ni à l'eau gazeuse, ni à tout autre acide,

En cas d'association didanosine-indinavir, les deux prises doivent être séparées d'au moins 1 heure.

Stavudine

DCI : Stavudine (d4T)

Classe : Inhibiteur nucléosidique de la transcriptase inverse (analogue de la thymidine).

Formes galéniques : - Gélules à 15, 20, 30, et 40 mg.

- Poudre pour suspension buvable à 1mg/ml.

Posologie :

Adulte : 2 prises à 12h d'intervalle, selon le poids et la clairance de la créatinine :

	< 60 Kg	≥ 60 Kg
> 50 ml/min	30mg/12h	40mg/12h
26-49	30mg/24h	40mg/24h
< 25 ml/min	15mg/24h	20mg/24H
Hémodialyse	15mg/24h	20mg

Administration :

Elle se fait par voie orale à jeun ou pendant les repas.

Principaux effets indésirables :

- Neuropathie périphérique dose dépendante.
- Elévation des transaminases.
- Pancréatite (clinique ou seulement biologique).
- Acidose lactique avec hépatomégalie, stéatose.

Précaution d'emploi :

Insuffisance rénale, insuffisance hépatique, neuropathie périphérique, pancréatite.

Interactions médicamenteuses :

Hormis la Zidovudine, qui interagit avec la Stavudine, elle peut être prise avec la plupart des médicaments utilisés par les patients infectés par le VIH.

Le risque de neuropathie périphérique augmente en cas d'association avec d'autres molécules neurotoxiques (Zalcitabine).

La Stavudine ne doit pas être utilisé en association avec la doxorubicine car elle inhibe l'activation de la d4T.

L'association Stavudine + Didanosine non conseillée car elle entraîne une majoration des effets secondaires (tel que les neuropathies périphériques).

Contre indications :

- hypersensibilité
- Neuropathie périphérique sévère
- Association à la zidovudine.

Lamivudine

DCI : Lamivudine (3TC)

Classe : Inhibiteur nucléosidique de la transcriptase inverse (analogue de la cytidine).

Présentation : comprimés pelliculés à 150mg, 300mg.

Solution buvable à 10mg/ml.

Posologie recommandée :

En association avec d'autres antirétroviraux, en une seule prise par jour (AMM de décembre 2001), selon la clairance de la créatinine :

> 50 ml/min => 300 mg /j

26 à 49 ml/min => 150 mg/j

≤ 25 ml/min} => une fois 150mg

Hémodialyse} puis25 à 50 mg/24h

Administration :

Elle se fait par voie orale au cours ou en dehors des repas.

Pharmacocinétique :

La biodisponibilité de Lamivudine par voie orale est de 80-85% chez l'adulte et de 65% chez l'enfant.

Elle est peu influencée par les prises alimentaires.

Son élimination se fait sous forme inchangée par voie rénale.

Sa demie vie intracellulaire est de 12heures.

Principaux effets Indésirables :

- Généralement bien tolérée.

- Acidose lactique, avec hépatomégalie, stéatose.
- Cas d'hépatite grave.
- Réactivation d'une hépatite B chronique à l'arrêt de la Lamivudine => éviter les interruptions.
- Cytopathie mitochondriale chez le nouveau-né dont la mère a reçu l'association AZT+ 3TC.
- Cas de pancréatite.
- Cas de neuropathie périphérique.

Précaution d'emploi :

Insuffisance hépatique, insuffisance rénale, antécédente de neuropathie périphérique.

Interactions médicamenteuses :

Il n'existe pas d'interactions médicamenteuses cliniquement significatives.

Aucune interaction pharmacocinétique importante n'a été trouvée entre la Lamivudine et l'interféron alpha.

Une interaction avec la triméthoprime, un constituant de Cotrimoxazole, provoque une augmentation de 40% des doses thérapeutiques de la Lamivudine.

In vitro, son activité est comparable à celle de l'AZT et de la DDI, elle est synergique avec l'AZT, la D4T et additive avec la DDC et la DDI.

Elle est active sur les virus résistants à l'AZT.

La Lamivudine ne doit pas être prise avec la Zalcitabine, injection de ganciclovir ou de foscarnet.

Contre indications :

- hypersensibilité
- transaminases hépatiques supérieures a cinq fois la limite supérieure normale,
- Clairance de la créatinine inférieure à 30 ml/minute.

Association fixe :

COMBIVIR

DCI : ZIDOVUDINE 300mg+ LAMIVUDINE 150mg

Classe : association de deux analogues nucléosidiques (thymidine, cytidine)

Présentation : Comprimé pelliculé à :

300 mg de Zidovudine + 150mg de Lamivudine.

Posologie (adulte) :- Un comprimé x 2fois par jour.

- au cours ou en dehors des repas.

Pharmacocinétique :

Les caractéristiques pharmacocinétiques sont celles de l'AZT et de la 3TC.

TRIOMUNE

DCI : NEVIRAPINE200mg+Lamivudine+150mg+STAVUDINE30mg

Classe : association de deux analogues nucléosidiques et un non nucléosidiques.

Présentation : Comprimé pelliculé à :

200 mg de Nevirapine + 150mg de Lamivudine+30mg Stavudine

Posologie (adulte) : - Un comprimé x 2 fois par jour.

- au cours ou en dehors des repas par voie orale

Pharmacocinétique :

Les caractéristiques pharmacocinétiques sont celles de l'NVP, de la 3TC et de la D4T.

ATRIPLA

DCI : EMTRICITABINE 200mg+TENOFOVIR 300mg+EFAVIRENZ 600mg

Classe : association d'un analogue nucléosidiques, un non nucléosidique, un analogue nucléotidique.

Présentation : Comprimé pelliculé à :

200 mg d'Emtricitabine + 300 mg de Ténofovir+600 mg Efavirenz

Posologie (adulte) : - Un comprimé par jour.

- avalé en entier, avec de l'eau au coucher par voie orale

Pharmacocinétique :

Les caractéristiques pharmacocinétiques sont celles de l'FTC, de l'EFV et de la TDF.

II-2-b. INHIBITEURS NON-NUCLEOSIDIQUES DE LA TRANSCRIPTASE INVERSE :

Les INNTI (ou NNRTI pour non nucléoside reverse transcriptase inhibitor) constitue une famille d'antirétroviraux structurellement et fonctionnellement différents des INTI. En effet, c'est directement, sans transformation intracellulaire, qu'ils inhibent la RT, et cela de façon non compétitive en se fixant dans une petite poche hydrophobe située près du site actif de RT.

C'est des inhibiteurs puissants et très sélectifs de VIH-1, inactifs sur le VIH-2. Ces produits peuvent présenter une activité antirétrovirale importante mais ils se caractérisent tous par l'émergence rapide de résistance en situation d'échec virologique **[18]**.

➢ **Les différentes molécules :**

- Efavirenz
- Nevirapine
- Delavirdine
- Etravirine

Les deux premières sont utilisées au Mali.

Efavirenz

DCI : Efavirenz (EFV)

Classe: inhibiteur non nucléosidique de la transcriptase inverse (VIH1).

Présentation : - Gélules à 50, 100 et 200mg.

- Solution buvable à 30mg/ml, flacon de 180ml (biodisponibilité moindre que celle des gélules).
- Comprimés enrobés à 600mg.

Posologie : - En une seule prise par jour, au coucher avec ou sans aliments

. Gélules de 200mg (3gel à 200mg).

. Comprimés de 600mg (1cp).

. Solution orale à 750 mg (24ml).

Précaution d'emploi :

- Toujours en association à d'autres ARV.
- Ne pas ajouter à un traitement en échec, associer à un ou plusieurs nouveaux produits.

Pharmacocinétique :

L'Efavirenz a une forte liaison aux protéines plasmatiques humaines (de 99,5 à 99,75% environ) et surtout à l'albumine.

Il induit les enzymes du cytochrome P450, ce qui signifie qu'il induit son propre métabolisme.

La demi-vie d'élimination est relativement longue de 52 à 76 heures. L'élimination est rénale.

Demi-vie plasmatique est de 40-55 heures.

Principaux effets indésirables :

- Au niveau du système nerveux central : les effets secondaires peuvent survenir dès la première prise, disparaissent souvent en 2 à 4 semaines.
- sensations vertigineuses, insomnie, somnolence, troubles de la concentration, perturbation des rêves (22,8%).
- réaction psychotique (1-2‰), surtout si antécédent psychiatrique ou de toxicomanie
- dépression aiguë sévère
- éruptions cutanées : dans les 2 premières semaines.
- cytolyse hépatique

Interactions médicamenteuses :

L'Efavirenz a un effet inducteur sur le CYP 3 A4. D'autres composés qui sont des substrats pour le CYP 3 A4 sont susceptibles de voir leurs concentrations plasmatiques diminuer lorsqu'ils sont administrés en association avec l'Efavirenz.

Contre indications :

- hypersensibilité
- insuffisance rénale et hépatique sévère
- allaitement

- l'Efavirenz, étant un substrat et un inducteur du CYP 3 A4, il doit être pris avec prudence avec les médicaments ayant aussi l'un de ces deux effets.

Névirapine

DCI : Névirapine

Classe : Inhibiteur non nucléosidique de RT (VIH-1).

Présentation : - Comprimés à 200 mg

- Suspension orale à 50mg/5ml

Posologie (adulte) :

- Pendant les 14 premiers jours : 1 cp par jour.

- Puis : 1 cp x 2 fois par jour (1/12h), sauf si rash est survenu durant la première période.

- Si arrêt supérieur à 7j : réintroduire selon même schéma.

- Femme enceinte : 200mg (1comprimé) en prise unique au

- début du travail, si possible à domicile.

- nouveau-né : dose unique de 2mg/kg 48 à 72h

- après la naissance.

Administration :

Elle se fait par voie orale au cours ou en dehors des repas.

Pharmacocinétique :

La Névirapine a une bonne pénétration dans le système nerveux. L'absorption digestive est bonne (80%)

Principaux effets Indésirables :

- Rashs cutanés, essentiellement dans les 6 premières semaines et pouvant être sévères (y comprise syndrome Stevens – Johnson fatal)

-Anomalies des constantes biologiques hépatiques, hépatite (y compris hépatite fulminante fatale)

-Fièvre, nausées, vomissements, céphalées.

Précaution d'emploi :

La Névirapine pourrait réduire l'effet des contraceptifs oraux. Envisager une autre méthode de contraception en cas de prise de Névirapine (par exemple des préservatifs). Une précaution d'emploi s'impose en cas de prise de certains médicaments antituberculeux. **Exemple** : La Rifampicine

Interactions médicamenteuses :

La Névirapine a un effet inducteur sur CYP3A d'où une diminution de l'efficacité des molécules métabolisées par cette voie (Indinavir, oestroprogestatif, anti-épileptiques par exemple). La concentration plasmatique de la Névirapine est diminuée par l'administration de rifampicine, de rifabutine, leur utilisation concomitante n'est pas recommandée.

La rifampicine, inducteur du CYP3A, fait baisser de 26% l'aire sous la courbe de l'Efavirenz, c'est pourquoi il faut augmenter la dose à 800mg au lieu de 600 mg.

Contre indications :

- Hypersensibilité connue au produit.

2-c INHIBITEURS DE LA PROTEASE

Les inhibiteurs de la protéase (IP ou PI pour protéase inhibitor) bloquent la phase tardive de la maturation virale. La protéase du VIH clive les polypeptides précurseurs, produits des gènes *gag* et *pol* codant pour les protéines de structure et les enzymes du virion. Les virions produits sous IP sont immatures et donc incapables d'infecter de nouvelles cellules et sont éliminés de la circulation par un mécanisme encore mal connu **[19]**. Les inhibiteurs de protéase sont in vitro tous actifs sur le VIH1 et le

VIH2 à des concentrations nano molaires. Contrairement aux inhibiteurs de la reverse transcriptase, les IP sont directement actifs sans nécessité de passer par des étapes de phosphorylation intracellulaire **[18]**.

➢ **Les différentes molécules**

- Indinavir
- Nelfinavir
- Ritonavir
- Lopinavir
- Association Lopinavir+Ritonavir(Kaletra)
- Saquinavir
- Amprénavir
- Atazanavir
- Fosamprenavir
- Darunavir

Les cinq premières sont utilisées au Mali. Seul le kaletra était utilisé à Mopti

Association en une seule molécule :

Kaletra

DCI : Lopinavir+Ritonavir

Classe : Inhibiteur de la protéase virale : IP

Présentation : capsule molle contenant :

133,3 mg Lopinavir+ 33,3mg de Ritonavir

Peuvent être conservées 6 semaines à une température ambiante inférieure à 25°c ;

Solution buvable contenant 42% d'alcool et : 80mg/ml de Lopinavir+20mg/ml de à 600mg /7,5 m.

Comprime contenant : 200mg Lopinavir+50mg de Ritonavir.

2-d INHIBITEURS DE FUSION ET D'ENTREE

Les inhibiteurs de fusion interviennent au moment de la pénétration et bloquent la protéine gp41 l'empêchant de se lier à la membrane cytoplasmique.

Plusieurs produits sont à l'étude et seul l'Enfuvirtide a reçu une autorisation de mise sur le marché américain en 2003. Son mode d'administration est injectable par voie sous-cutanée **[12]**.

2-e INHIBIITEURS DE CCR5 :

Maraviroc est une molécule qui a vu le jour, permettant d'inhiber les CCR5 **[12].**

C- Traitement antirétroviral

1- Intérêt :

Les ARV sont des molécules chimiques susceptibles d'entraver et de ralentir la réplication du VIH SIDA dans l'organisme. Le traitement antirétroviral a pour but de réduire la charge virale plasmatique au niveau le plus bas possible, afin de la rendre<<indétectable>> par les tests de mesure les plus sensibles, le plus longtemps possible ainsi que de permettre d'augmenter de taux de CD4 du patient traité **[23]**.

L'objectif est de stabiliser l'infection sans réplication, ni évolution clinique. Ils peuvent être également administrés dans un but préventif dans le cadre de la transmission mère-enfant du VIH.

Par ailleurs en cas de contact accidentel potentiellement infectant avec le VIH, le traitement antirétroviral permet de diminuer le risque de contamination **[18]**.

2- Conditions d'instauration du traitement :

Avant d'initier le traitement antirétroviral, il convient de faire un bilan pré thérapeutique qui permet d'apprécier le retentissement

de l'infection à VIH sur l'état général (poids, score de Karnofsky), sur le système immunitaire par la mesure du taux des lymphocytes CD4(exprimé en nombre de lymphocytes CD4 /mm3), de quantifier l'ARN-VIH plasmatique (charge virale, exprimée en nombre de copies/ml ou en log 10) et de disposer d'éléments biologiques de référence tels que : le taux d'hémoglobine, la NFS, la glycémie, les transaminases, la bilirubinémie, créatinémie, l'urémie et l'uricémie, paramètres pouvant être modifiés par le traitement antirétroviral.
Enfin, il offre l'occasion d'établir entre le patient, éventuellement son entourage et son médecin traitant une relation de confiance facilitant la survie ultérieure, la compréhension et l'adhésion au traitement **[20]**.

Quand débuter le traitement ?

- La mise en route d'un traitement antirétroviral est recommandée chez tous les patients symptomatiques ou au stade SIDA **[21]**.

Dans le cadre des programmes de traitement antirétroviral en situation de ressources limitées l'OMS recommande de débuter le traitement chez l'adulte, si la contamination par le VIH a été confirmée et si elle entre dans l'un des cas suivants :
-stade clinique avancé

- maladie à VIH de stade IV (stade OMS –sida clinique) quel que soit le nombre de CD4
- maladie à VIH de stade III (stade OMS) avec un taux de CD4<350 cellules /Ul pour la prise en charge de décision.

- maladie à VIH de stade I ou II (stade OMS) avec un taux de CD4<200 cellules /Ul

Ces recommandations reposent sur la justification suivante : le traitement des patients ayant une maladie à VIH de stade IV (SIDA clinique) ne doit pas intervenir uniquement en fonction de la numération des CD4, mais lorsque ce test de numération est disponible, il peut être utile pour classer les patients de stade III conformément à leurs besoins de traitement immédiat. Par exemple, la tuberculose pulmonaire peut se déclarer quel que soit le nombre de cellules CD4 ; si le nombre de CD4 se maintient à un bon niveau (par ex : supérieur à 350/mm3), il est raisonnable de reporter le traitement et de continuer à surveiller le patient. Pour les malades de stade III, on a choisi un seuil de 350/mm3, au-dessous duquel le déficit immunitaire est clairement présent, de sorte que les patients soient choisis pour recevoir le traitement lorsque leur état clinique présage une progression rapide de la maladie.

Un niveau de 350 cellules/Ul est également conforme aux recommandations énoncées dans les autres documents généraux. Pour les patients atteints d'une maladie à VIH de stade I ou II, la présence d'un nombre de cellules CD4 inférieur à 200/mm3 constitue une indication décisive pour le traitement. **[22]**.

Une tuberculose pulmonaire survenant à un taux de lymphocytes CD4 > 350cellules/Ul doit inciter à différer le début du traitement antirétroviral après la fin du traitement antituberculeux **[23]**.

3- **Stratégies d'utilisation des ARV :**

3-1. **Les différents schémas thérapeutiques :**

Un certain nombre d'éléments devraient être pris en compte dans le choix des schémas thérapeutiques antirétroviraux, tant au niveau des programmes que de chacun des patients : activité du traitement, profil des effets secondaires, maintien des possibilités futures de traitement, observance présumée d'un schéma thérapeutique donné par la population de patients, état de santé (co-infection, anomalies métaboliques par exemple), grossesse ou risque de grossesse, traitements concomitants (en raison des risques d'interaction),risque d'infections primaires par des souches virales résistantes, coût et enfin accessibilité **[24]**.

3-2 **Associations recommandées [25, 26,27] :**

Bien que l'objet essentiel soit d'avoir une charge virale indétectable, les autres éléments pris en compte dans le choix du traitement sont la toxicité à long terme, les contraintes liées aux prises des médicaments ; leurs conséquences sur la vie quotidienne des patients et le risque de résistance croisée au sein d'une classe limitant les options thérapeutiques ultérieures.

Le traitement initialement recommandé est une trithérapie associant 2 inhibiteurs nucléosidiques de la transcriptase inverse avec soit une antiprotéase soit un inhibiteur non nucléosidique de la transcriptase inverse.

- **Schémas thérapeutiques [32] :**

  - ***Schémas de première ligne pour le VIH 1 :***

Il associe deux inhibiteurs nucléosidiques de la transcriptase Inverse (INTI) et un inhibiteur non nucléosidique de la transcriptase inverse (INNTI).

Le régime préférentiel en première intention et devant couvrir les besoins en traitement de 80% des malades est le suivant :

Stavudine (D4T) + Lamivudine (3TC) + Névirapine (NVP)

Les régimes alternatifs suivants sont possibles

- **Zidovudine (AZT) + Lamivudine (3TC) + Efavirenz (EFV)**
- **Zidovudine (AZT) + Lamivudine (3TC) + Névirapine (NVP)**
- **Stavudine (D4T) + Lamivudine (3TC) + Efavirenz (EFV)**

Ils seront utilisés en cas de contre-indication ou de toxicité à une ou plusieurs molécules du schéma préférentiel de première ligne. La molécule incriminée sera ainsi remplacée selon les modalités suivantes, en tenant compte de la sévérité de l'effet secondaire :

- En cas de toxicité hépatique ou dermatologique imputable à la Névirapine, cette molécule est remplacée par l'Efavirenz.
- En cas de neuropathie imputable à la Stavudine, cette molécule est remplacée par de la zidovudine.
- En cas de troubles neurologiques imputables à l'Efavirenz cette molécule est remplacée par la Névirapine.
- En cas d'anémie imputable à la zidovudine, cette molécule est remplacée par la Stavudine.

Remarque :

La Névirapine (NVP) doit être administrée à demi-dose (200 mg/jour) pendant les 14 premiers jours de traitement puis en pleine dose (200 mg x 2/jour) par la suite.

Si un traitement contenant un INNTI doit être arrêté, les deux INTI doivent être poursuivis pendant 15 jours.

Il faut éviter de prescrire dans une même association :

- La Stavudine (d4T) et la zidovudine (AZT) en raison de leur effet antagoniste
- La Stavudine (d4T) et la didanosine (DDI) en raison de leur toxicité neurologique et pancréatique.

L'association DDI + Ténofovir n'est pas recommandée en raison d'une toxicité cumulée (pancréatique, lymphopénie CD4).

- la Didanosine (DDI) plus Lamivudine (3TC) plus Névirapine : toxicité hépatique.

- la Stavudine (D4T) associée à la Zidovudine (AZT) : phénomène de compétition sur le même site.
- La Lamivudine (3TC) associée à la Zalcitabine : effet antagoniste.
- L'Efavirenz+Rifampicine : diminution de la concentration de l'Efavirenz.
- La Lamivudine (3TC) associée à l'Emtricitabine (FTC) : donne une phosphorylation

DDI et ABC est à éviter du aux problèmes cardiovasculaire **[3]**

➡ ***<u>Traitement de 2ème ligne</u> :***

Il est indiqué chez un patient observant et en échec thérapeutique documenté

Chez un patient en échec thérapeutique du fait d'une inobservance caractérisée, il faudra reprendre l'éducation thérapeutique du patient et renforcer l'observance avant d'envisager tout changement de ligne thérapeutique.

➢ **Protocoles** :

En cas d'échec thérapeutique confirmé de la 1ère ligne, le schéma préférentiel de **deuxième ligne suivant est recommandé:**

Abacavir (ABC) + Didanosine GR (DDI) + Indinavir/Ritonavir (IDV/r)

Les alternatives suivantes sont possibles en cas de contre-indication ou de toxicité de l'une des molécules du schéma préférentiel :

- **Abacavir (ABC) + Ténofovir (TDF) + Indivavir/Ritonavir (IDV/r)**
- **Abacavir (ABC) + Ténofovir (TDF) + Lopinavir/Ritonavir (LPV/r)**

III- METHODOLOGIE :

1- Lieu d'étude :

Notre étude s'est déroulée au CESAC de Mopti où la prescription et la dispensation des ARV sont effectuées.

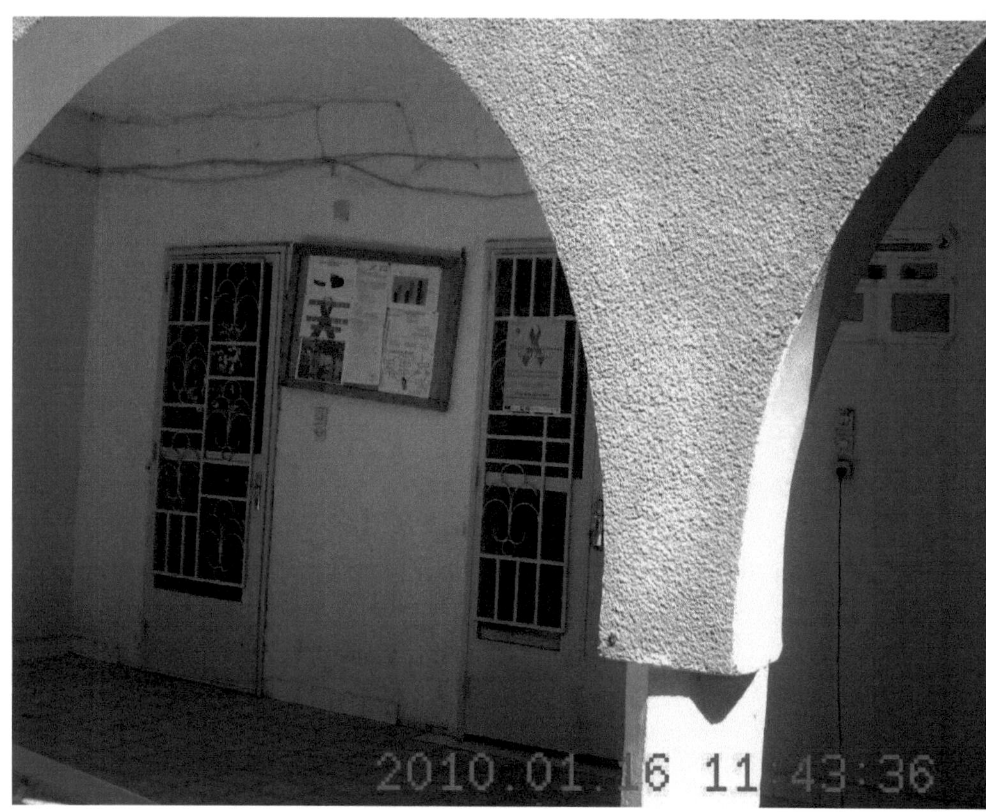

Image du CESAC de Mopti

2- Situation géographique :

Le Centre d'Ecoute de Soins d'Animation et de Conseils (CESAC) est situé à Mossinkoré à côté du stade Barèma Bocoum.

IL comprend :

- Un secrétariat qui est également la salle d'accueil ;
- Un bureau pour le Médecin coordinateur ;
- Un bureau pour le second Médecin ;
- Un bureau pour l'assistance sociale et psychologique ;
- Un bureau pour le volet enfant ;
- Une salle de dispensation servant également de bureau pour le pharmacien ;
- Un bureau pour la comptabilité ;
- Un bureau pour l'infirmier ;
- 2 sales pour l'hôpital du jour ;
- Un laboratoire ;
- Un magasin

Le CESAC de Mopti a pour objectifs :

- ✓ D'offrir aux personnes et familles affectées ou infectées par le VIH un lieu d'accueil, de rencontre, d'orientation, d'information, de soutien médical et psychosocial.
- ✓ De servir de lieu de prélèvement pour le dépistage volontaire et d'observation journalière pour les personnes vivant avec le VIH et le SIDA.
- ✓ De permettre aux acteurs impliqués dans le domaine du soutien psychosocial de disposer d'un espace de rencontre, d'échange, d'information et de formation.
- ✓ D'assurer la prise en charge de personnes vivant avec le VIH et le SIDA en milieu ouvert (accompagnement, soins à domicile).

Quelques résultats chez les patients dépistés au CESAC de Mopti (janvier 2009 à Décembre 2009)

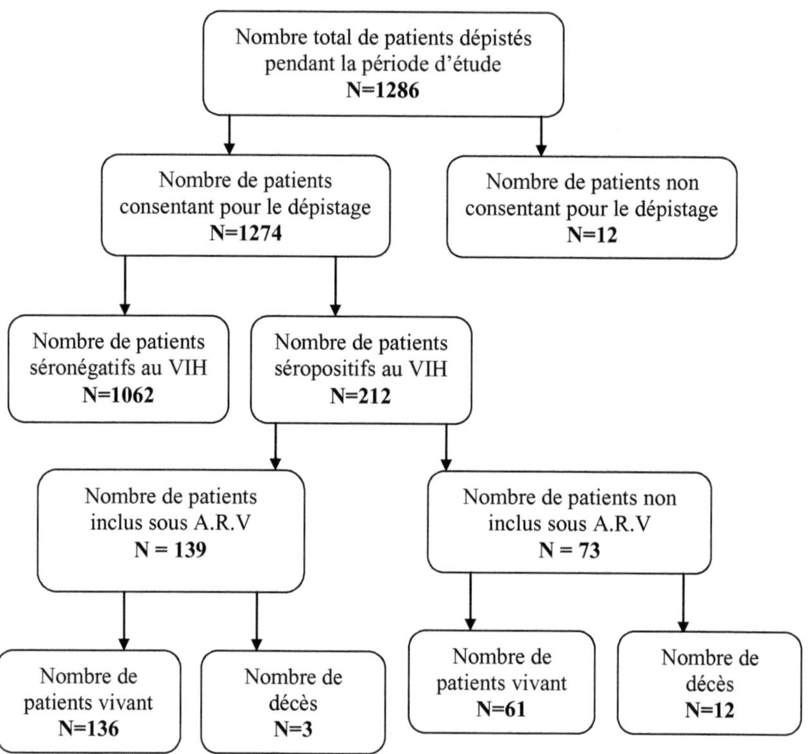

Sur les 1286 patients qui ont été dépisté au CESAC de Mopti de 1er Janvier au 31 Décembre 2009, seulement 12 n'ont pas accepte le test de dépistage. Les 1274 qui ont accepte le test, 212 sont revenus positifs et 139 ont été inclus sous A.R.V.

3- **Type et durée d'étude** :

Notre étude a été prospective et transversale allant de 1er Janvier au 31 décembre 2009.

4- **Echantillonnage** :

On a procédé à un choix raisonné, en tirant au hasard 100 anciens patients entre tous les patients sous ARV de 2003 à 2008 suivis au CESAC de Mopti.

Tous les dossiers de 2003 à 2008 des PVVIH ont été entassés sur une terrasse. Ensuite le personnel du CESAC au nombre de huit tirait de façon aléatoire dans les dossiers jusqu'à obtenir le nombre de 100 qui a constitué notre échantillon.

5- **Critères d'inclusion** :

Ont été inclus dans cette étude :

- ✓ Tous les dossiers des patients sous ARV ayant été tirés au hasard dans l'intervalle 2003 à 2008;
- ✓ Les patients infectés par le VIH1 sous ARV ;
- ✓ Les patients ayant accepté de participer à l'étude.

6- **Critères de non inclusion** :

N'ont pas été inclus dans cette étude :

- ✓ Tous les dossiers des patients sous ARV qui n'ont pas été tirés dans l'intervalle 2003 à 2008;
- ✓ Tous les patients de 2002 et de 2009 sous ARV ;
- ✓ Tous patients refusant d'être inclus à l'étude ;

7- **Méthodes de collecte des données** :

Les données ont été collectées à partir du suivi clinique d'une part qui consistait à suivre les 100 anciens patients sur un temps bien déterminé à savoir J0, M1, M3, M6, M12 ; en considérant le J0 comme étant le début de notre suivi pour ces anciens patients, et à chaque temps on examinait, leurs poids, les infections opportunistes, indice de Karnofski pour évaluer l'évolution ; au moment de l'inclusion et lors du suivi, afin de déterminer l'échec clinique , et d' autre part le suivi immunologique à J0, M6, M12 et virologique à M6, M12 des patients sous ARV qui consistait aussi à faire une prise de sang pour observer l'évolution des patients, c'est-à-dire déterminer spécifiquement à quel moment survient l'échec immunologique , malgré le traitement.

Mais malheureusement faute de moyens, nous étions obligés de nous contenter avec une seule charge virale, à la demande du labo. Et pour le comptage des CD4, on a été en rupture de réactifs durant les 11 mois de l'étude, donc il fallait se limiter aussi à un seul comptage.

Ainsi, avec ces données, on a pu avec suspiçion déterminer la fréquence de l'échec, et la fréquence des différents types d'échec ainsi que les facteurs liés à l'échec thérapeutique.

8- Outils de collecte

Les données ont été colligées sur une fiche d'enquête, qui portait tous les renseignements nécessaires pour un suivi adéquat de chaque patient, du début à la fin, et une seule fiche était attribuée à chaque patient pour relever à chaque étape du suivi, les informations nécessaires à la réussite de l'étude.

8- **Traitement et analyse des données** :

Les données ont été saisies et analysées sur le logiciel<<Epi-info version 6>>

9- ***Ethiques:***

Pour mener à bien notre étude, nous avons adopté certaines mesures à savoir ; d'expliquer le but, l'avantage et les inconvénients de l'étude, pour avoir leur adhésion volontaire en les rassurant sur la préservation de la confidentialité et en respectant leur point de vu.

10- **Définitions opérationnelles de l'échec thérapeutiques :**

- **Echec clinique :** caractérisé par la survenue de manifestations cliniques, témoins de la progression de la maladie (symptômes liés au VIH, nouvelle infection opportuniste ou rechute d'une infection préexistante, survenue de tumeurs). Habituellement ce stade d'échec clinique s'accompagne d'un échec biologique avec des lymphocytes CD4 effondrés et une charge virale élevée **[10]**.

- **Echec immunologique :** se défini par l'absence d'ascension des lymphocytes CD4 malgré un traitement antirétroviral efficace depuis au moins 6mois. Cette situation se rencontre plus volontiers chez les patients ayant initialement un taux de lymphocytes CD4 pré thérapeutique bas, un âge plus avancé. Cet échec peut s'accompagner d'un succès virologique ou d'un échec virologique **[10]**.

- **Échec virologique:**

Il constitue la situation la plus fréquente. Il pourrait stricto sensu être défini comme toute valeur détectable de la charge virale plasmatique au dessus du seuil de détection comme dans les essais cliniques.

En pratique, on classe l'échec virologique en fonction du niveau de charge virale.

- ***Échec virologique minime [10]*** : CV < à 5 000 copies/ml. Une charge virale qui redevient positive alors qu'elle était sous le seuil de détection doit être vérifiée. Ceci est différent des « blips » qui sont des fluctuations non délétères de la charge virale, et sont définies par une valeur de la charge virale détectable suivie d'un retour à l'indétectabilité sans aucune intervention thérapeutique.
- ***Échec virologique modéré [10]*** : CV comprise entre 5 000 et 30 000copies/ml. La réplication virale devient plus importante.
- ***Échec virologique majeur [10]*** **:** CV > à 30 000 copies/ml. La réplication virale est très importante.

En règle générale, l'échec virologique résulte d'une inhibition sub-optimale de la réplication virale pouvant être liée :

– à une concentration plasmatique ou intracellulaire insuffisante de(s) molécule(s) antirétrovirale(s) le plus souvent par défaut d'observance, parfois en raison de posologies inadaptées ou d'interactions médicamenteuse etc. ; c'est la situation la plus fréquente aux phases initiales du traitement ;

– à l'existence de mutations de résistance vis-à-vis d'une ou de plusieurs molécules antirétrovirales ; c'est la situation habituelle après plusieurs lignes de traitement **[10].**

11- **OBSERVANCE [33] :**

C'est la capacité d'une personne à prendre un traitement selon une prescription donnée. Elle est un élément clé du succès d'une thérapie médicamenteuse.

a - **Différents modes de non observance identifiés** :

- Absence de prise médicamenteuse

- Prise injustifiée
- Erreur de dose
- Erreur dans l'horaire de la prise
- Prise de médicaments non prescrits par le médecin
- Partage des médicaments
- Diminution volontaire du nombre de prises ou comprimes
- Prise par excès

b- Conséquences de la non observance :

- Echec du traitement antirétroviral
- Réapparition des infections opportunistes
- Altération de la relation soignant-soigné
- Résistances virales **[33].**

IV- Résultats

Sur 1273 patients suivis de janvier 2003 à Décembre 2008 ont été tiré au hasard 100 patients dont 8 n'ont pas participés à l'étude à cause de 3 décès, 3 transfères, 2 perdu de vu.

Ainsi nous avons :

- Caractéristiques socio démographiques et caractéristiques thérapeutiques qui concernent les 100 patients tirés au hasard ;
- Caractéristiques sur l'échec qui concernent les 92 patients réguliers ;

A- Caractéristiques socio démographiques

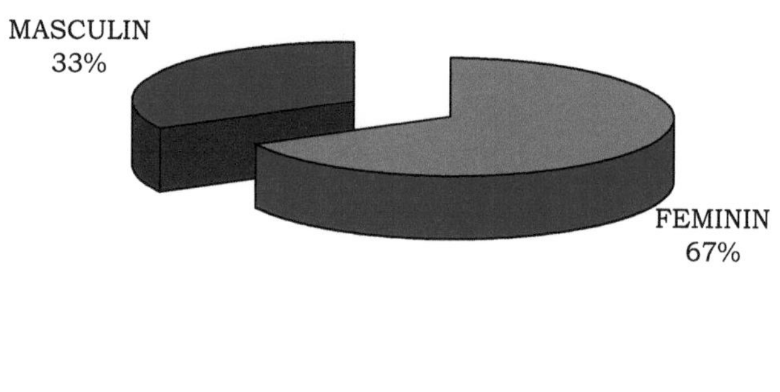

Figure 1 : Répartition des patients selon le sexe

Le sexe féminin prédominait avec un taux de 67%.

Tableau I : Répartition des patients selon la tranche d'âge

Tranche d'âge	Effectif	Pourcentage
[18-20]	18	18%
[30-39]	**47**	**47%**
[40-49]	25	25%
[50 et plus]	10	10%
Total	**100**	**100%**

Les patients de la tranche d'âge [30 - 39] ans étaient les plus représentés avec 47% .L'âge moyen était de 34,83 ± 8,807 ; avec des extrêmes de 18 ans pour le plus jeune et 67 ans pour le plus âgé.

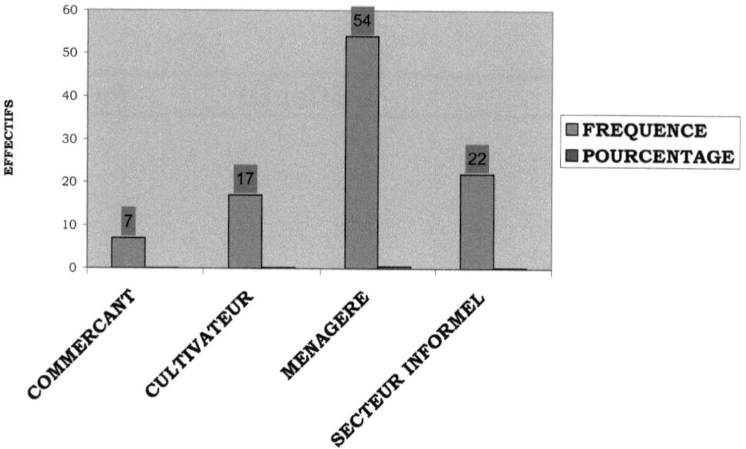

Figure 2 : Répartition des patients selon l'activité menée

Les ménagères étaient les plus nombreuses avec 54%.

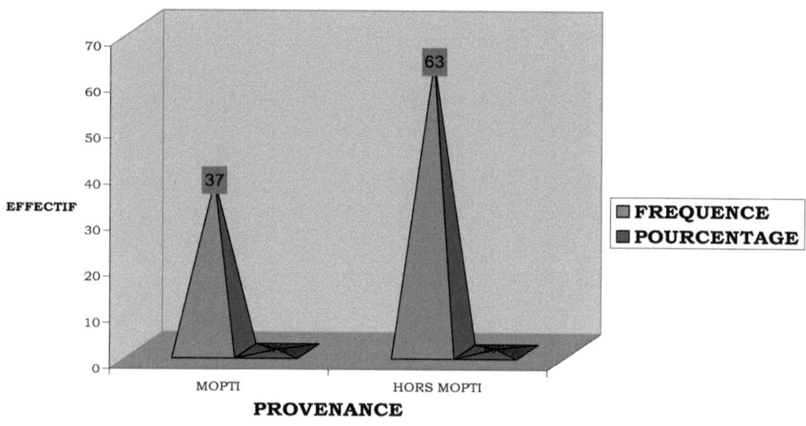

Figure 3:Répartition des patients selon la provenance

Les patients qui résidaient à Mopti représentaient 37% contre 63% pour ceux résidant hors de Mopti.

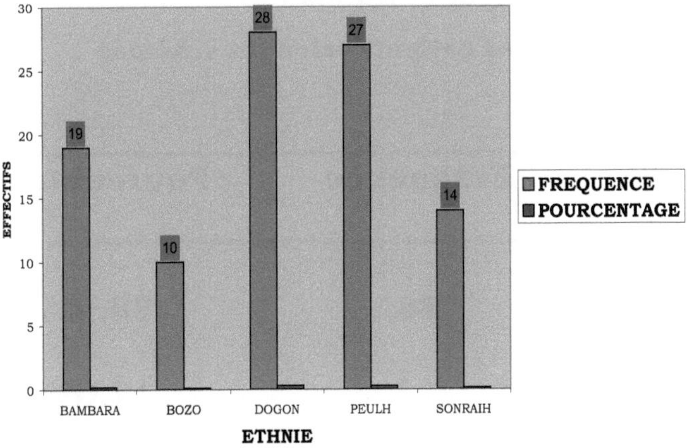

Figure 4: Répartition des patients selon l'ethnie

Les Dogons et les Peulhs étaient les plus représentés avec 28% et 27%.

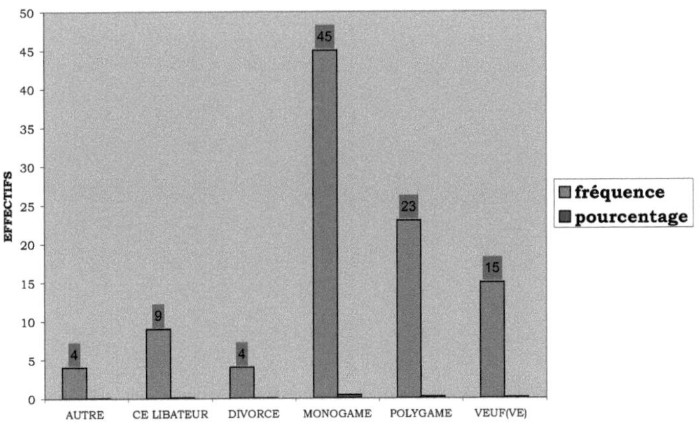

Figure 5 : Répartition des patients selon la situation matrimoniale

Les mariés polygames et monogames étaient les plus représentés avec respectivement 23% et 45%

B- Caractéristiques thérapeutiques :

Tableau II- Répartition des patients selon les schémas thérapeutiques

schémas thérapeutiques	Fréquence	Pourcentage
2INTI+1INNTI	**88**	**88.0%**
2INTI+1IPboosté	12	**12.0%**
Total	**100**	**100%**

Les patients sous 2INTI+1INNTI au départ étaient majoritaires avec 88%.

Tableau III- Répartition des patients selon les molécules

Schéma initial	Fréquence	Pourcentage
3TC+D4T+NVP	**29**	**29%**
3TC+D4T+EFV	25	**25%**
AZT+3TC+EFV	20	**20%**
AZT+3TC+NVP	10	**10%**
3TC+D4T+LPV/r	6	**6%**
CBV+LPV/r	3	**3%**
3TC+DDI+EFZ	1	**1%**
ABC+3TC+LPV/r	1	**1%**
AZT+DDI+EFV	1	**1%**
DDI+3TC+LPV/r	1	**1%**
DDI+AZT+LPV/r	1	**1%**
AZT+DDI+NVP	1	**1%**
3TC+DDI+NVP	1	**1%**
Total initié	**100**	**100%**

L'association (3TC+D4T+NVP) était le schéma le plus utilisé avec 29%

C- Caractéristiques sur l'échec :

Sur les 92 anciens patients réguliers, nous avons obtenu les résultats suivants :

Tableau IV : **Répartition des patients selon les infections opportunistes**

Infections Opportunistes	**A l'inclusion** **N=100**	**Au cours du suivi (De J0 à M12)** **N=92**
Tuberculose	10%	2,21%
Toxoplasmose	3%	4,34%
Absent	87%	93,45%
TOTAL	**100%**	**100%**

La tuberculose était la plus représentée avec 19% à l'inclusion alors que, lors du suivi on a 2,21%.

Tableau V : **Répartition des patients selon le poids**

Poids	**A l'inclusion** **N=100**	**Au cours du suivi (De J0 à M12)** **N=92**
[0 – 49 kg]	41%	16,30%
[50 -69 kg]	**50%**	**68,47%**
[70 kg et plus]	9%	15,23%
TOTAL	**100%**	**100%**

L'intervalle de poids [50 à 69] était le plus représenté avec 50% à l'inclusion alors qu'on a 68,47% lors du suivi

Tableau VI- Répartition selon le taux de CD4

Taux de CD4	Fréquence	Pourcentage
< 200	**15**	**16,31%**
200-350	9	9,78%
> 350	**68**	**73,91%**
Total	92	**100%**

Les patients avec un taux de CD4<200 représentaient 16,31% contre 73,91% pour ceux ayant un taux de CD4>350.

Tableau VII : Répartition selon la charge virale

Charge Virale	Fréquence	Pourcentage
25 - 5000	**11**	**11,95%**
5000 - 30.000	**5**	**5,45%**
>30.000	7	7,60%
Indétectable (< 25)	69	**75%**
Total	92	**100%**

La charge virale détectable était de 25% tandis que la charge indétectable était de 75%

Tableau VII : Répartition selon les types d'échecs :

.

Types	Effectif	Pourcentage
Echec virologique	**23**	**25%**
Echec immunologique	15	**16,31%**
Absent	54	**58,69%**
Total	**92**	**100%**

L'échec virologique était le plus représenté avec 25%

Tableau VIII : Réparation en fonction de la durée(en mois) de l'inclusion au début de L'étude

Durée en mois	Fréquence	Pourcentage
[10-30]	**46**	**46%**
[31-49]	28	28%
[51-79]	26	26%
Total	**100**	**100%**

L'intervalle [10-30] mois était le plus représentatif avec 46% de l'échantillon.

Tableau IX : Répartition des patients selon leur devenir à la fin de l'étude

Devenir à la fin de l'étude	Fréquence	Pourcentage
Régulier	**92**	**92%**
Décédé	3	**3%**
Transféré	3	**3%**
Perdu de vue	2	**2%**
Total	100	**100%**

Nos patients réguliers étaient de 92%

V - COMMENTAIRES ET DISCUSSIONS

Pendant la période de notre étude de 1er Janvier au 31 Décembre 2009, sur les 100 anciens patients qui ont été tirés au hasard pour être suivis au niveau du CESAC de Mopti.

- **Caractéristiques socio démographiques :**

Nous avons constaté une prédominance féminine avec un taux de 67%. Ce résultat est comparable à celui de Dogoni au CESAC de Bamako, S.Diakite, D.Sanogo, avec un taux de 68,4%, 57,32%, 58,3% en faveur des femmes **[35, 37,38].**

Cette prédominance de l'infection à VIH chez les femmes est comparable aussi à la statistique nationale [EDSIII].

Les patients de la tranche d'âge [30 - 39] ans étaient les plus représentés avec 47% et l'âge moyen était de 34, 83 ± 8,807 ; avec des extrêmes de 18 à 67ans.

Notre résultat est comparable à celui de Thiam [13] qui avait trouvé pour la même tranche d'âge avec 44,7%.

Les mariés polygames et monogames étaient les plus présentés avec respectivement un taux de 23% et 45%.

Les non résidents de Mopti sont les plus nombreux avec 63% contre 37% résident à Mopti.

Les ménagères occupent un taux de 54%. Notre résultat pourrait s'expliquer par le fait que dans cette partie du Mali, les ménagères sont très vulnérables sur le plan économique et les charges est très élevées tous facteurs favorisant la mauvaise prise des médicaments pouvant engendrer l'échec thérapeutique.

- **Caractéristiques thérapeutiques :**

Le schéma thérapeutique associant 2INTI + 1INNTI était le plus utilisé chez 88% avec 29% de l'association (3TC+D4T+NVP), et 12% associant 2INTI + 1IP (booster). Le premier schéma est recommandé en première ligne dans la politique nationale des antirétroviraux au Mali et le second en 2è ligne.

La durée du traitement de l'inclusion au début de notre étude estimée en mois, l'intervalle de [10-30] était le plus représenté avec 46%.

Par rapport aux types de VIH, tous nos patients étaient VIH1 pour la simple raison que ; le laboratoire a demandé les patients VIH1 pour la charge virale.

- **Caractéristiques sur l'échec :**

Sur les 100 patients, 8 n'ont pas participé à l'étude due aux 3 décès, 3 transférés et 2 perdu de vu.

Ainsi sur les 92 réguliers, nous avons obtenu :

Par rapport au suivi clinique :

Au niveau du poids, l'intervalle de poids [50 à 69] était le plus représenté avec 50% à l'inclusion alors qu'on a 68,47% lors du suivi.

Au niveau de l'infection opportuniste, nous avons constaté une augmentation de la toxoplasmose de 3 à 4,3%, et une diminution de la tuberculose de 10 à 2,2% au cours du suivi.

Au niveau de l'indice de karnofski, l'indice 60 était le plus représenté avec 42% à l'inclusion alors qu'au cours du suivi l'indice 90 était majoritaire avec 61,64%.

Par rapport au suivi immunologique :

Les patients, dont leur taux de CD4 était < 200 après 12 mois de suivi représentaient 16,31% concluant ainsi à une suspiçion d'échec immunologique ; ceux qui avaient un taux de CD4 entre 200 – 350 étaient à 9,78%, et enfin ceux qui avaient un taux de CD4 > 350 étaient à 73,91%.

Dans une étude réalisée par Christophe Piketty Immunologie - Hôpital Européen George Pompidou sur 555 patients avait obtenu 11% d'échec immunologique **[34]**.

Cette étude a eu des résultats comparables à la notre avec respectivement 13,8% par rapport à l'échec immunologique.

Par rapport au suivi virologique :

Les patients qui avaient une charge virale 25 - 5000 après 12 mois de suivi représentaient 11,95% ; pour une charge virale entre 5000 – 30.000 représentaient 5,45% ; pour une charge virale >30.000 représentaient 7,60% ; ces résultats nous ont permis de conclure à une suspiçion d'échec virologique qui représentait 25%. Ceux qui avaient une charge virale indétectable, c'est-à-dire < 25(valeur du labo qui a fait la charge) étaient à 75%.

Dans le département des maladies infectieuses de l'hôpital Pitié-Salpêtrière, sur une file active de 2 364 patients à la date d'avril 2001, avait obtenu une fréquence de 54 % pour une charge virale indétectable, 15 % ont une charge virale entre 5000 et 30 000 copies/ml et 25 % ont une charge virale supérieure à 30 000 copies/ml **[10]**.

Le département a eu des résultats comparables à la notre avec respectivement 75% par rapport à une charge virale indétectable,

5,45% pour une charge virale entre 5000 et 30 000 copies/ml et 7,60% pour une charge virale supérieure à 30 000 copies/ml.

Par rapport au type d'échec:

Sur les 92 patients réguliers, nous avons obtenu avec suspicion : 25% d'échec virologique, et 16,31% d'échec immunologique.

La fréquence des différents échecs en fonction de l'age, du sexe et molécule.

- ✓ **Echec virologique :**

Le sexe féminin représentait 15,21%

La tranche d'âge [30-39] représentait 11,95%

La molécule 3TC+D4T+EFV représentait 9,80%

- ✓ **Echec immunologique :**

Le sexe féminin représentait 10,86%

La tranche d'âge [30-39] représentait 8,69%

La molécule 3TC+D4T+EFV représentait 5,43%

A la fin de notre étude 92% des patients étaient réguliers, 3% étaient décédés, les perdus de vu ont représenté 2% et les transférés 3%.

VI- CONCLUSION ET RECOMMANDATIONS

Il s'agissait d'une étude prospective et transversale allant de 1er Janvier au 31 Décembre 2009.

La fréquence de l'échec virologique était de 25%, et l'échec immunologique de 16,3%.

Nous avons constaté une augmentation de la toxoplasmose de 3 à 4,3%, et une diminution de la tuberculose de 10 à 2,2% au cours du suivi.

La mortalité était de 3% au cours du suivi

RECOMMANDATIONS

- **Aux médecins**

- D'accentuer de façon trimestrielle un suivi biologique, immunologique et virologique rigoureux des patients pour détecter de façon prématuré les échecs.
- Une attention particulière aux symptômes rapportés par les patients au cours du traitement, qu'ils soient dus ou non à une réelle interaction médicamenteuse ou intolérance, mais aussi la survenue des stades cliniques classés par l'OMS ; enfin de prévenir un échec clinique.
- L'établissement d'une relation de confiance entre soignant/soigné afin de permettre à celui-ci d'aborder sans tabous les éventuelles difficultés liées à la prise des médicaments.
- Elaborer un plan de traitement avec les patients, en simplifiant les schémas thérapeutiques, et enfin en assurant le continuum de soin.

- **Aux pharmaciens :**

- D'accentuer l'organisation des séances d'éducation thérapeutique afin d'aider le patient a renforcé leur observance au traitement et à éviter les erreurs de dose.
- Un suivi adéquat des conditions de conservation des médicaments par les patients.

- **Au Ministère de la santé :**

- L'organisation d'un approvisionnement régulier, correct des réactifs pour les CD4, la biochimie et la charge virale, pour un meilleur suivi biologique, immunologique et virologique, et enfin des médicaments contre les infections opportunistes et des médicaments contre les effets secondaires.
- L'organisation et la participation du personnel médical au recyclage, la formation et un enrichissement dans les bonnes pratiques de la prescription et du meilleur suivi des patients.

Bibliographie :

1- V.Fattorusso. Ritter. Vadémécum clinique
18e ed.paris: Masson 2006, 449-57

2- ONUSIDA/OMS.
Le point sur l'épidémie de SIDA : décembre 2008

3-ANONYME.
Infection par le VIH. Eléments pour la prise en charge des patients.
Rev prescrire 1999; 19(201):882.

4- ISCHRIVE, SSPARFE L, BALLEREAU F.
Les médicaments du SIDA.
Paris: Marketing SA, 1995; 124p.

5-DELFRAISSY JF.
Prise en charge des personnes infectées par le VIH.
Paris : Flammarion, 2002 ; 384p.

6- ROUDAEREL.
Antirétroviraux. InFc HUGUES, LE JEUNE C.
Thérapeutique. Paris: Masson, 2000; 124p.

7- ROZENBAUM W.
Guide SIDA
Paris: impact médecin, 1997; 193p.

8- Mellors J, Rinaldo C JR, Gupta, et al. prognosis in hiv-1 infection predicted by the quantity of virus in plasma.
Science 1996; 272; 1167- 70.

9- Hirsch MS, Conway B, D'Aquila RT, et al. Antiretroviral drug resistance testing in HIV infection of adults: implications for clinical management. JAMA 1998; 279; **1984- 91.**

10- GROUPE DES EXPERT présidé par le Professeur **Jean-François DELFRAISSY**

Chapitre6: Echecs thérapeutiques. ***Texte proposé par le Pr. C. KATLAMA -maladie infectieuse du CHU Pitié-Salpêtrière, Paris*** Rapport juin 2004

11-ECHEC DU TRAITEMENT ANTIRETROVIRAL.

Pr. François Raffi

www. Medecinepharmacie.univ.fcomte.fr (Consulté le 26-12-08 à 23:01)

12- Un article de Wikipédia, l'encyclopédie

http://fr.wikipedia.org/wiki/Virus_de_l'immunodÃ©ficience_humaine .(Consulté le 17 octobre 2008 à 13heures)

13- THIAM P.

Les changements des schémas thérapeutiques au cours du traitement antirétroviral de l'infection par le VIH

Thèse, Pharm. Bamako, 2006 n°38.

14- COFFIN JM

Structure and classification of retrovirus in levy J A. The retroviridae.

New York: plenum, 1992: 19-50

15- KLATZMANN D. BARRE SINOUSSI F. NUGEYRE M.T. et al.

Selective tropism of lymphadenopathy associated virus for helper-inducer T lymphocytes. Science, 225, 59-63, 1984

16-GORE-BI

Suivi de la dispensation des ARV au service de maladies infectieuses et tropicales du CHU-Treichville d'octobre 1998 à décembre 2000.

Thèse, Pharm. Abidjan 2001, n°560

17-KATLAMA .CH, PIALOUX .G, GIRARD .PM

Traitements antirétroviraux. Paris : DOIN, 2004 :229-330

18-GIMENZ F, BRAZIER M, COLOP J ET AL

Pharmacie clinique et thérapeutique Paris : Masson, 2000 ; 10-6.

19-KOHL NE, EMINI EA, SHILEIF NA et Al

Active human immunodeficiency virus protease is required for viral infectivity.

Proc. Natl ACAA SCI 1988; 85: 4686-91.

20- MAIGA ZH.

Suivi à court terme des patients sous traitement ARV : six mois.

Thèse, Pharm. Bamako, 2003, N°44.

21- Revue prescrire

Infection par le VIH, éléments pour la prise charge des patients.1999 ; 19(201) ; 1-882.

22- Améliorer l'accès aux traitements antirétroviraux dans les pays à ressources limitées : recommandation pour une approche de santé publique ; Page 11, 9

whqlibdoc.who.int/hq/2002/WHO_HIV_2002.01_fre.pdf

(Consulté le 27 janvier 2009)

23- DELFRAISY J.F.

Prise en charge thérapeutique des personnes infectées par le VIH. Rapport 1999, ministère de l'emploi et de la solidarité, secrétariat d'état à la santé, Paris, Flammarion. Médecine science, 1999; P-53-62.

24- HIRCH MS. CONWAY B, D'AQUILART et Al

Antiretroviral drug resistance testing in HIV infection of adults: implications for clinical management. JAMA; 1998; 279: 1984-91.

25- Revue Prescrire

Traitement antirétroviral de l'infection par le VIH chez l'adulte.2004; 24 (249): 280-288.

26-YOLY V, RACHINE A.

Les nouveaux antirétroviraux, antibiotiques, 2003; 5:77-82.

27- YOLY V, YERI P.

Stratégies de traitement et de surveillance de l'infection chronique par le VIH chez l'adulte. Rev du praticien, 1999, 49 : 1773-1780.

28- Molla A, KORNEYVA M, GAO Q et Al

Ordered accumulation of mutations in HIV protease confers resistance to ritonavir. Nature Med 1996: 2(7); 760-6.

29- DIABY. D

Evaluation de l'efficacité immunité virologie des traitements ARV en usage dans trios centres de soins accrédités en côte d'ivoire CIRBA, CAT d'Adjamé, Pédiatrie du CHU de Yopougon Thèse, Pharm., Bamako.2001, N°26.

30- REMAIDES, Octobre 2001 ; 25.

31- KATLAMA. CH, PIALOUX. G

Suivi et prise en charge des patients .Paris : Doin, 2004 : 331-337.

32- Ministère de la santé du Mali : politique et protocole de prise en charge antirétrovirale au Mali Mars 2007 ; 34

33- Mémento thérapeutique du VIH/SIDA en Afrique

2è ed. Doin: 2009, 41-42.

34- Christophe Piketty
Immunologie - Hôpital Européen George Pompidou
www.pistes.fr/Transcriptases/119_429.htm
Consulté le 28 juin 2009 à 16h20

35- Dogoni O.
Les changements thérapeutiques pour les patients suivis sous antirétroviraux ARV au CESAC de BAMAKO
Thèse, Pharm., Bamako, 2007.
36- Ministère de la santé du Mali
Enquête démographique de la santé Juin 2006 ; 400 Pages
37- S.DIAKITE
Séroprévalence du VIH au centre de sante de référence de Yanfolila
Thèse, méd., Bamako 2008 ; 63p
38- D.Sanogo
Aspects épidémiologiques du VIH et SIDA à Sikasso de 2000-2004
Thèse, méd., Bamako 2006 ; 92p

- **Fiche d'enquête** :

N°...............

I- IDENTIFICATION :

I-1- Numéro du patient : /____________/ IO à l'inclusion:

I-2- Age: /___/ Karnofski à l'inclusion:

I-3- Poids à l'inclusion: /_____/

I-4- Sexe: 1=M; 2=F: /___/

I-5- Profession: /______________________/

I-6- Résidence: /______________/

I-7- Ethnie: /____ ____________/

I-8 – Situation matrimoniale:/----------/

1-Marié(e) monogame : /____/

2-Marié(e) polygame : /_____/

3-Célibataire: /_____/

4- Veuf (Ve) : /_____/

5- Divorcé(e) : /_____/

6- Autres : /......../

I-9 - Type de VIH:.....................
I-10- Durée de l'inclusion à J0 :

II- SCHEMA THERAPEUTIQUE :

1=2AN + 1IN , 2=2AN + 1IP boosté) /___/
II-1- Schema substitué :
Molécule 1: /____ /
Molécule 2: /________________________/
Molécule 3: /________________________/
Molécule 4: /________________________/

III- RESULTATS CLINIQUES :

1- Poids :(J0:/......./ M1:/......../ M3:/........./
M6:/.........../ M12:/............./
2- Karnofsky: (J0:/......./ M1:/........./

M3:/......../ M6:/........./ M12:/------------/

3- Infections Opportunistes: Présente/...../Absente/...../

- Si présente à préciser :

- J0:/......................................./

-M1:/....................................../ M3:/.../

- M6:/..................................../ M12:/....................................../

IV- RESULTATS IMMUNOLOGIQUES :

Taux de TCD4 : normal est supérieur à 350 cellules/µl

TCD4 :/................/

V- RESULTATS VIROLOGIQUES :

Charge virale (CV) : normale (indétectable)

Charge virale : /.............../

VI-FACTEURS DE L'ECHEC THERAPEUTIQUE:

1-Observance du traitement:(1- bonne 2- mauvaise)

M1/..../M3/..../M6/..../M12/...../

2-Interactions médicamenteuses:(1- présente 2- absente)

M1/..../M3/..../M6/...../M12/..../

3-Conditions de conservations du médicament:(1-bonne 2-mauvaise)

M1/...../M3/...../M6/....../M12/......../

4- Erreur de Posologie:(1-oui 2-non) : M1/...../M3/...../M12/...../

5- Tolérance:(1-bonne 2-mauvaise) : M1/...../ M6/..../M12/...../

6- Éducation thérapeutique du patient :(1-Bonne 2-Mauvaise) :J0/...../

VII- TYPE D'ECHEC :

1-Echec virologique : (1-présent 2-absent) :/....... /

2-Echec immunologique : (1-présent 2-absent) : /....../

3- Echec clinique : (1-présent 2-absent) : /....../

4-E.V+E.I+E.C : (1-présent 2-absent) :/....... /

5-E.V+E.I : (1-présent 2-absent) : /....../

6-E.V+E.C : (1-présent 2-absent) : /....../

7-E.I+E.C : (1-présent 2-absent) : /....../

Fiche signalétique

Nom : Diallo

Prénom : Abdoulahy Mahmoud

Email : abdoullahy@yahoo.fr

Cell : (00223) 76 33 61 20

Titre : Etude de l'échec thérapeutique des antirétroviraux chez les patients suivis à Mopti de Janvier 2009 à Décembre 2009.

Année de soutenance : 2010

Ville de soutenance : Bamako

Lieu de dépôt : Bibliothèque de la FMPOS

Secteurs d'intérêt : Médecine interne, maladies infectieuses et de santé publique

RESUME

Introduction :

L'échec thérapeutique regroupe des situations diverses, qu'il s'agisse d'un échec virologique, d'un échec immunologique, ou clinique. Le but était d'étudier l'échec thérapeutique des ARV chez les personnes vivant avec le VIH au CESAC de Mopti.

Méthodologie :

Il s'agit d'une étude prospective et transversale allant du 1er Janvier au 31décembre 2009 et ayant porté sur les anciens patients sous traitement antirétroviral de 2003 à 2008. Nous avons procédé de façon aléatoire à un tirage de 100 dossiers des anciens patients de 2003 à 2008.

Résultats :

Sur les 100 patients, 92 ont été suivis régulièrement, dont 25 % avec un échec virologique, et 16,31 % avec un échec immunologique. Nous avons constaté une augmentation de la toxoplasmose de 3 à 4,3%, et une diminution de la tuberculose de 10 à 2,2% au cours du suivi. La mortalité était de 3% au cours du suivi.

Conclusion :

Malgré le traitement ARV correct, l'échec virologique était le plus élevé à Mopti.

Nous recommandons le renforcement des séances d'éducation thérapeutique.

Mots clés : ARV, échec, Mopti, Mali

IDENTIFICATION SHEET

Name: Diallo

First name: Abdoulahy Mahmoud

E-mail: abdoullahy@yahoo.fr

Phone: 00 223 76 33 61 20

Thesis title: Study of failure of antiretroviral therapy in patients followed in Mopti January 2009 to December 2009.

Defence year: 2010

Country of origin: Mali

Town of the defence: Bamako

Place of deposit: Library FMPOS

Sectors of interest: Internal Medicine, Infectious Diseases and Public Health

Summary:

Introduction:

Treatment failure includes a variety of situations, whether virologic failure, a failure of immunological or clinical. The aim was to investigate the failure of ARV therapy for people living with HIV CESAC Mopti.

Methodology:

This is a prospective study and cross from 1 January to 31 December 2009 and has focused on older patients under antiretroviral treatment from 2003 to 2008. We conducted randomly in a draw of 100 cases of former patients from 2003 to 2008.

Results:

Of the 100 patients, 92 were followed regularly, 25% with virologic failure, and 16.31% with immunological failure. We found an increase of toxoplasmosis from 3 to 4.3%, and decreased from 10 TB to 2.2% during follow-up. Mortality was 3% during follow-up.

Conclusion:

Despite the proper ARV treatment, virologic failure was highest in Mopti.

We recommend strengthening the education therapy sessions.

Keywords: ARV failure, Mopti, Mali

INDICE (SCORE) DE KARNOSKY

(au cours de l'infection par le VIH)

Facilement appréciable et reproductible car reposant sur des critères simples, il rend compte de l'état général du patient et de son degré de dépendance. Il est exprimé en % et va de 100% pour un sujet valide et autonome, à 10% pour un moribond

100%	Activité normale : pas de symptôme ou de signe évident de maladie
90%	Mène une activité normale, malgré signes mineurs de la maladie
80%	Mène une activité normale avec efforts avec signes et symptômes mineurs
70%	Peut s'occuper de soi, incapable de mener une activité normale ou de travail normal
60%	Besoin d'assistance occasionnelle, mais capable d'entreprendre des activités de base
50%	Besoin d'assistance considérable et de soins médicaux fréquents
40%	Incapacité, nécessite une assistance et de soins médicaux spéciaux
30%	Incapacité sévère, hospitalisation sans menace vitale requise
20%	Très malade, hospitalisation nécessaire pour soutien actif, perte totale d'autonomie
10%	Moribond, progressant rapidement vers la mort

SERMENT D'HIPPOCRATE

En présence des **Maîtres** de cette faculté, de mes **chers condisciples**, devant l'effigie d'**HIPPOCRATE**, je promets et je jure, au nom de l'**ETRE SUPREME**, d'être **fidèle** aux lois de l'honneur et de la probité dans l'exercice de la médecine.

Je donnerai mes soins gratuits à l'indigent et n'exigerai jamais un salaire au-dessus de mon travail ;
Je ne participerai à aucun partage clandestin d'honoraires.

Admis à l'intérieur des maisons, mes yeux ne verront pas ce qui s'y passe, ma langue taira les secrets qui me seront confiés et mon état ne servira pas à corrompre les mœurs ni à favoriser le crime.

Je ne permettrai pas que les considérations de religion, de nation, de race, de parti ou de classe sociale viennent s'interposer entre mon devoir et mon patient.
Je garderai le respect absolu de la vie humaine dès la conception.

Même sous la menace, je n'admettrai pas de faire usage de mes connaissances médicales contre les lois de l'humanité.
Respectueux et reconnaissant envers mes Maîtres, je rendrai à leurs enfants l'instruction que j'ai reçue de leur père.
Que les hommes m'accordent leur estime si je suis fidèle à mes promesses.

Que je sois couvert d'opprobre et méprisé de mes confrères si j'y manque.

Je le jure.

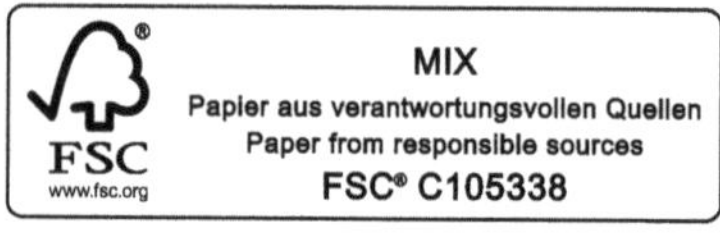

Printed by Books on Demand GmbH, Norderstedt / Germany